# 糖尿病患者が長生きできる
## オンリーワン治療法

JCHO東京新宿メディカルセンター病院長
医学博士 関根信夫

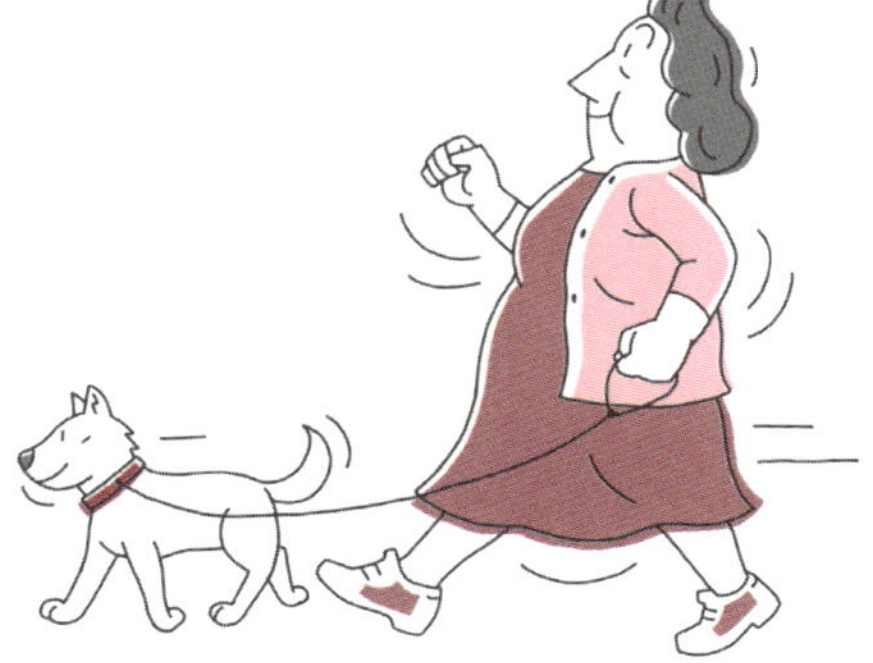

二見書房

# はじめに

## 高齢の糖尿病患者は長生きする!?
### ——「一病息災」の恵みを享受しましょう——

本書を手にとっていただいたあなたは、糖尿病についてどういうイメージをお持ちでしょうか? この病気についてよくご存じの方は、いろいろな病気になりやすい、寿命が短い、といったマイナスイメージをもたれていることでしょう。

糖尿病を含む生活習慣病が「サイレント・キラー（静かなる殺し屋）」と呼ばれているように、症状がないからと放置すると、物言わぬ殺し屋が確実に忍び寄ってくる、というのは正しい認識です。

しかしながら、ここ10年くらいの医学の進歩は目を見張るものがあります。

私が医師になりたての頃には考えられないほど、糖尿病の患者さんが命をなくすことが減ったり、病気をもっていても生活の質（ＱＯＬ）がそれほど下がることなく生きていくことができるようになりました。

医学の進歩に加えて、糖尿病をきちんと理解し、根気よく病気と付き合っていくことができれば、そこまで恐れる病気ではなくなってきたのではないかと思っています。

これは私だけの実感ではありません。それを裏付ける論文を見つけましたので、簡単にご紹介しましょう。

『ニュー・イングランド・ジャーナル・オブ・メディスン』という、世界でもっとも権威があるとされている医学雑誌の２０１５年10月29日号に、「2型糖尿病患者の死亡リスク」についての論文が掲載されました。スウェーデンでおこなわれた大規模な研究で、糖尿病患者43万人を含む２５５万人を対象としています。

内容は、糖尿病患者とそうでない人を比較すると、糖尿病患者さんのほうが、あらゆる原因を含めた死亡率も、心臓・血管疾患による死亡率も、どちらも高い、というものです。

とくに、糖尿病の発症年齢が低い人（55歳以下）、血糖のコントロールが悪い人、糖尿病の合併症のひとつである腎症を併発している人ほど、その傾向が強い、というものでした。

この大きな結論自体は、従来から言われていることですので、とくに目新しいものではありません。

しかし発表されたデータを細かく見てみると、興味深いことに気がつきます。

それは、75歳以上の糖尿病患者さんでは、血糖コントロールがよい人（ＨｂＡ1ｃ7％未満）で５％、腎症のない人では24％も、糖尿病でない人に比べて死亡率が低い、ということです。

一般的に、糖尿病患者さんの寿命は健康な人に比べて約10年短い、などと言われます。それなのにこのデータは、そう考えられていた糖尿病患者さんのほうが、そうでない人より寿命が長い、と言っているのです。

これはまさに、きちんと糖尿病を管理して合併症を予防した人では、死亡リスクを減らすことができる、ということを示しているのです。

これこそまさに「一病息災」ということではないでしょうか。

糖尿病をきちんと治療することは、つまるところ、健康管理全般をしっかりとおこなうことです。

それこそが、長生きにつながるということなのでしょう。

糖尿病になってしまったことを嘆いていても、仕方ありません。それよりも、病気になったことをきっかけにして、適切な食生活、運動習慣を身につけ、定期的な検査と合併症チェックをおこないましょう。

そして「健康で長生き」を私たち医師、医療者とともに目指していただきたいと思います。

糖尿病患者が長生きできる オンリーワン治療法

目次

## 第2章 糖尿病について本当に知っていますか？

## 第3章 糖尿病と診断されたときの対策法

まずは食生活の見直しから
## 食事療法の陥りやすい問題点



どのくらい運動すればよいのか
## 正しい運動療法を身につける

## 第4章 知っておきたい糖尿病の治療薬

さまざまな糖尿病の飲み薬

## 病態に合わせた薬の選択法



糖尿病治療の基本

## 柔軟な発想で選択できるインスリン療法

# 第5章 自分だけのオンリーワン治療

オンリーワン治療のために

## 治療中に押さえておくべきこと

# 第1章

# なぜ糖尿病は増えつづけるのか?

糖尿病のルーツを探る

# 人類の歴史と糖尿病99％以上は飢餓の時代だった

## 糖尿病は人類全体の問題

日本の糖尿病の患者数は増加の一途をたどり、２０１７年に発表された『平成28年「国民健康・栄養調査」の結果』によると、ついに１０００万人に達しました。加えて糖尿病予備群と考えられる人が同じく１０００万人。日本の人口は約1億２７００万人ですから、国民のおよそ**5人か6人に1人は糖尿病になる可能性**をもっているということになります。

糖尿病の増加は日本ばかりでなく、世界中で問題になっています。国際糖尿病連合（ＩＤＦ）の推算によれば、２０１７年時点での世界の糖尿病患者数は約4億２５００万人（ただし糖尿病と診断されている人は、そのうち約半数）、そして２０４５年には6億２９００万人にまで増加するであろうとしています。

ところで、世界で一番糖尿病になりやすい地域はどこかご存じでしょうか？　意外に思われるかもしれませんが、答えは太平洋の島国です（地図）。アメリカ領サモア、ナウル共和国、トケラウ諸島（ニュージーランド領）、キリバス共和国などでは約3人に1人が糖尿病です。その次に多いのが中東・アラブ諸国。こちらもだいたい、4人に1人くらいが糖尿病です。一方、先進国の患者数は日本やアメリカを含めて、おおよそ1割ですから、いかに多いかおわかりでしょう。

このような島の人たち、中東の人たちがなぜ糖尿病になりやすいのでしょうか？　理由は単純です。肥満の人がとても多いのです（図1-1）。それもBMI35以上の高度肥満といわれる人たちです（図1-2）。その理由は後述しますが、肥満では糖尿病となるリスクが高く、これは日本においても同様で、3割以上が糖尿病になります。

ちなみに今後、糖尿病患者の絶対数が増えるということでは、人口の多い中国、そしてインドが大きな問題となってきます。最近中国でおこなわれた調査研究では、なんと5億人近くが糖尿病予備群であるというショッキングな報告がなされました。

◎肥満比率の国際比較（世界91カ国、2009年までの最近年）

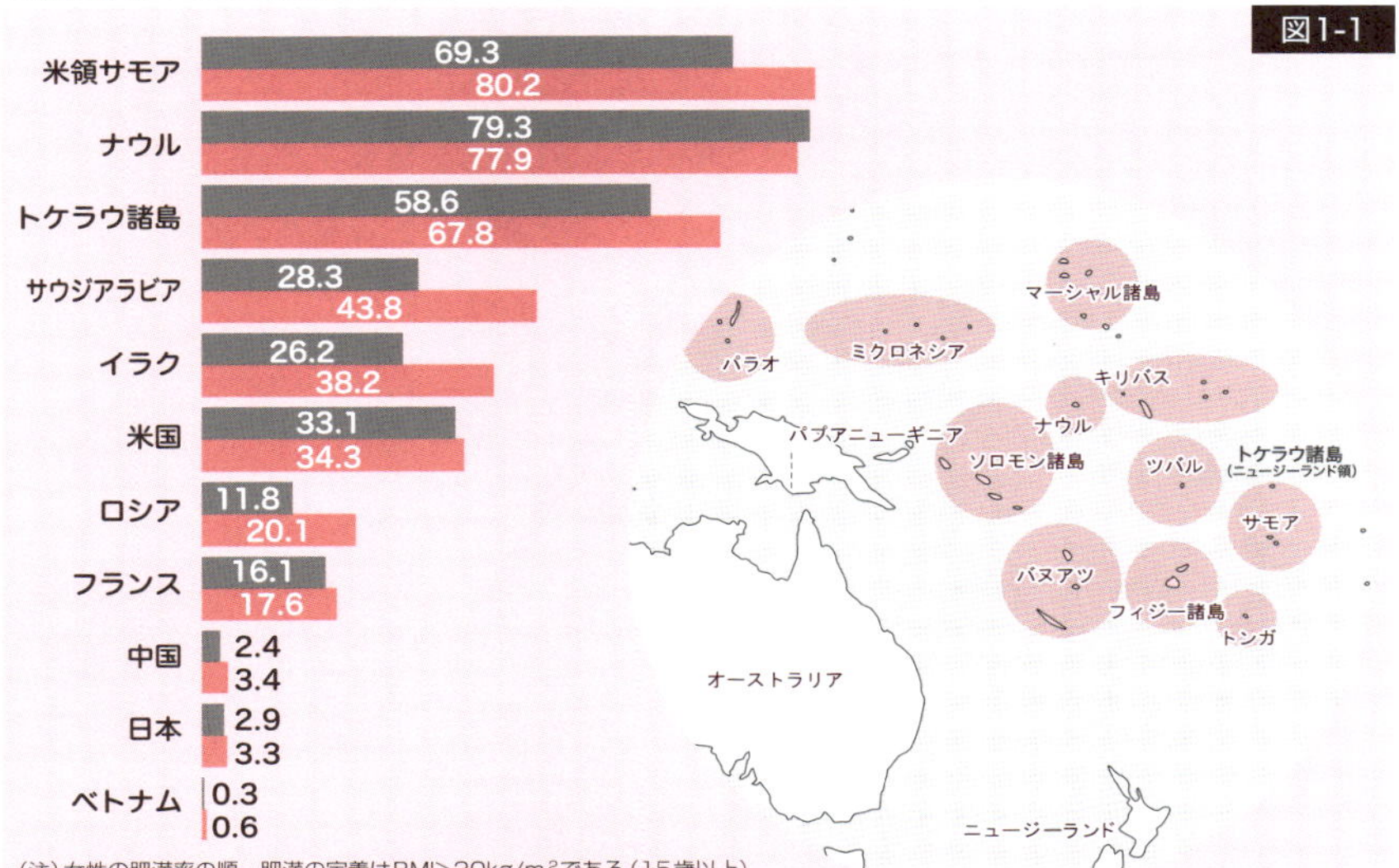


（注）女性の肥満率の順、肥満の定義はBMI>30kg/m²である（15歳以上）
（資料）WHO Global Database on Body Mass Index(2012.6.24)

## 人間はどのくらい食べて、どれだけ動けばいいの？

糖尿病の発症につながる原因として過食（食べ過ぎ）と運動不足があることはよくご存じでしょう。その結果、体脂肪（とくに内臓脂肪）の過剰な蓄積、すなわち肥満になって、糖尿病の体質ができあがる。これが単純なストーリーです。言いかえれば、**「運動量より食べる量が上回っている」**ことが糖尿病をもたらす大きな原因ということになります。

ここでちょっと考えてみてください。私たち人間は、いったいどのくらい食べて、どれだけ動くことが適正なのでしょうか？ 私たちの身体（体質）は、いったいいつ、どのようにできあがってきたものなのでしょうか？

人間は太古の昔から、食べ物がそれほど豊富に、そして自由に手に入らなかった時代を長く過ごしてきました。もちろん車も電車もなかっ

### 人類の飢餓の歴史

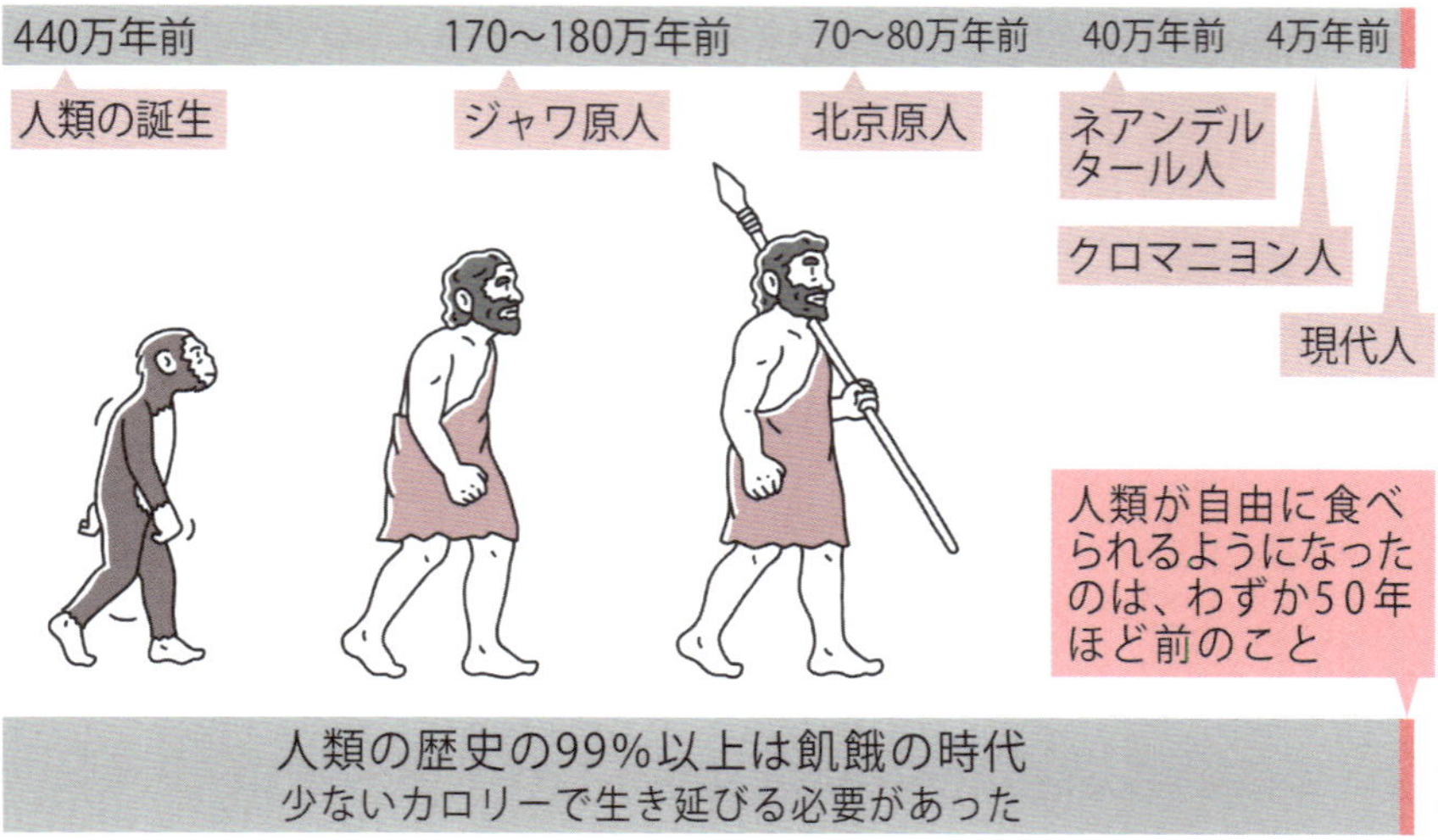

たので、基本的には自分の足を使って遠くまで移動し、農耕や狩りという労働で食べ物を得て、現代人より短命ながら命をつないできました。食物の供給が比較的安定し、交通機関が発達したのは、工業や科学の発達した、産業革命以降のことであり、戦後数十年でも劇的に進歩したことはご承知のとおりです。

これは数百万年の人類の歴史からすれば、きわめて短時間であり、人類の伝えてきた遺伝子（DNA）はおそらくそれ以前の飢餓時代を生き延びてきたものであろうことは想像に難くありません。現在、多くの国で高カロリーの食べ物が簡単に手に入り、昔のように動かなくても生きていける生活を送っているような状況は、人類が**本来おこなうべき生活には必ずしもマッチしない**のでしょう。

栄養価の高い食品を十分にとれるようになったおかげで、たとえばかつての〝死病〟であった結核が激減したように、寿命もだいぶ延び、日本は世界に誇る長寿国となりました。そして、この寿命が延びたことこそが、人間の遺伝素因と生活とのミスマッチと相まって、慢性疾患である生活習慣病が健康の脅威としてクローズアップされてきた背景にあるのです。

私たちはどのくらい食べて、どのくらい動くのがよいのか？　どのような生活がいちばん私たちの身体に合ったものなのか？　簡単に答えの出ることではなさそうです。

図1-2

**BMIの計算方法**

**体重(kg)÷身長(m)÷身長(m)**

例)身長170cm、体重70kgのBMI
70(kg)÷1.7(m)÷1.7(m)＝BMI24.22

●BMIと肥満の目安

| BMI | 肥満度 |
|---|---|
| 18.5未満 | やせ |
| 18.5～25.0未満 | 標準 |
| 25.0～30.0未満 | 肥満(1度) |
| 30.0～35.0未満 | 肥満(2度) |
| 35.0以上 | 高度肥満 |

糖尿病が存在する理由

# 体質か、それとも環境か？

## 太っていなくても糖尿病になる？

さて、肥満と糖尿病との関係に話を戻しましょう。糖尿病にもっともなりやすいとされる太平洋の島国の人たちは、もともと太っていたわけではありません。昔は今よりもっとカロリーが低い食べ物を食べ、活発に動きまわっていたことでしょう。ご承知のように、この地域は太平洋戦争で悲惨な戦いがくり広げられた場所です。食料の供給が絶たれた日本軍は極度の飢えのなかで戦いを強いられ、多くの兵士が命を落としました。戦後平和を取り戻したこれらの国々は、どうなったかというと……。

ナウル（共和国）という島国があります。太平洋戦争中は日本軍の航空基地があり、米軍の爆撃を受けました。もともとこの国はリン鉱石が豊富に採れることから、戦後はそれを元手に大変潤い、税金はなく医療・教育も無料という恵まれた環境にありました（今ではリン鉱石が枯渇して経済危機にあるとか）。西欧化した食生活と運動不足、そして「豊かさの象徴として」太った人が賞賛される文化を背景に高度肥満（BMI35以上／図1-2）が急増し、多くの人が糖尿病となっているのです。太平洋の島国や中東・アラブ諸国では、肥満者の人数と糖尿病有病率に明らかな関係があるといえます。

一方、日本、韓国、中国、東南アジアでは、肥満者が増えているとはいえ、他の地域ほどひどく肥満度が高いわけではありません。しかし糖尿病有病率からいうと、日本より肥満度の高い人が多いアメリカやヨーロッパとほぼ同じレベルにあるのです。

ちなみに世界の糖尿病の患者像を調べると、たとえば平均ＢＭＩでは、アメリカ人は32くらいです。これがヨーロッパだと28くらい。

ところが日本人の糖尿病患者の平均ＢＭＩは24～25くらいと、同じ糖尿病なのに明らかに低いのです。基準値は22ですから、健康な人に比べれば肥満度はもちろん高いのですが、太平洋の島々や中東・アラブの糖尿病患者の平均に比べればずっと低い値です。すなわち、私たちアジア系の人間は、比較的低い肥満度でも糖尿病になりやすいということになります。

## 人種が問題か、環境が問題か

では、同じ人種で生活環境を変えるとどうなるのでしょうか。これについては日本人に関する興味深い研究があります。

イチロー選手をはじめ、多くの日本人大リーガー選手が活躍したアメリカのシアトルには、多くの日系人が暮らしています。日系人なので基本的に体質は日本人とほぼ同じです。１９８０年代に、シアトルにあるワシントン州立大学のウィルフレッド・フジモト先生という日系の教授が日系人の健康調査をおこないました。すると、男性の約20％、女性の約16％が糖尿病でした。つまり男性の５人に１人、女性では６人に１人が糖尿病患者だったのです。さらにこの研究では内臓脂肪面積をＣＴで測定しているのですが、これら糖尿病の人たちは明らかに内臓脂肪が多い、つまり今でいう〝メタボ〟だったということです。

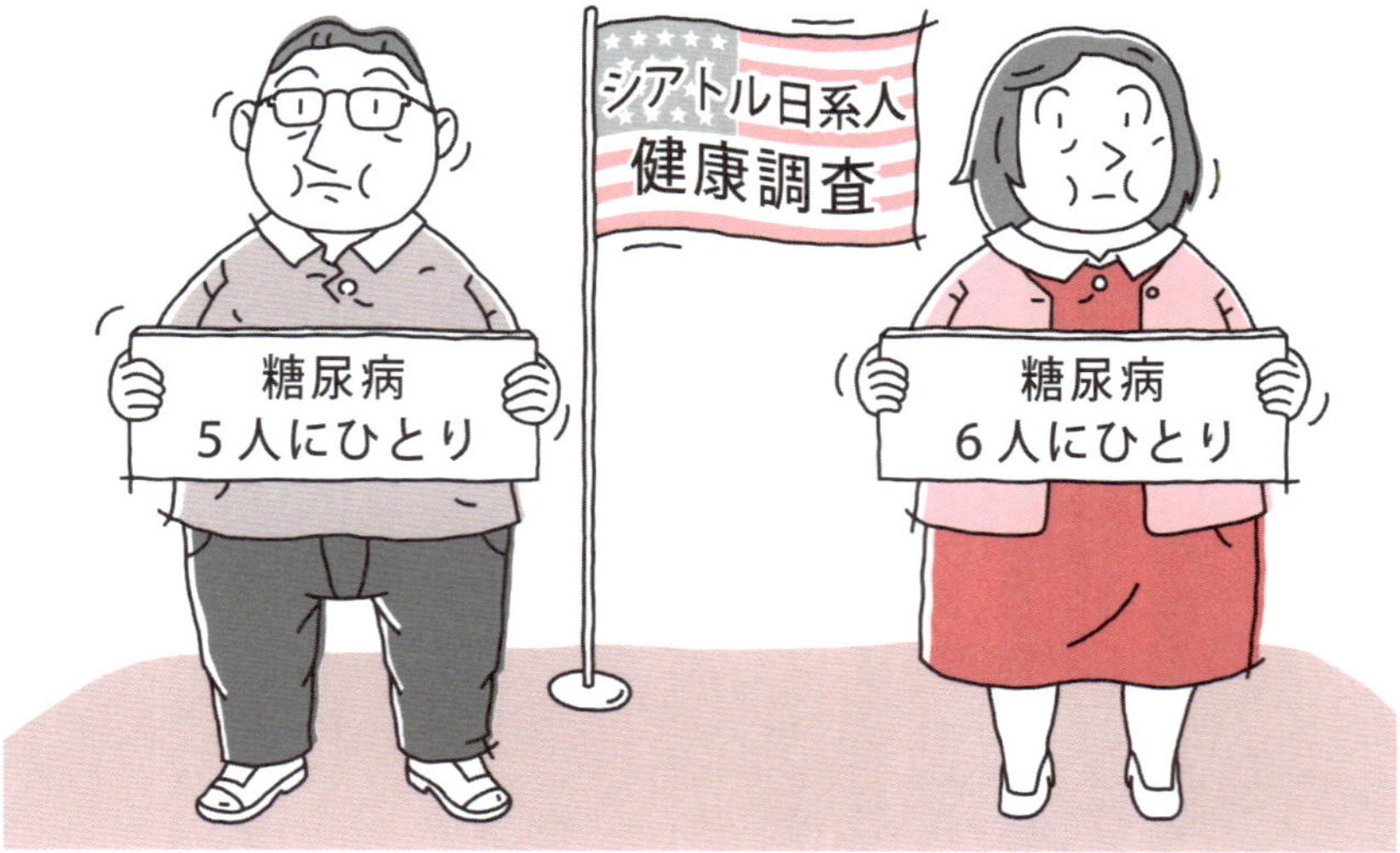
シアトル日系人
健康調査
糖尿病
5人にひとり
糖尿病
6人にひとり

では、その当時の日本(1980年代初頭)ではどうだったかというと、男女平均でだいたい5%くらいです。つまり有病率でいうと約4倍もの違いがありました。しかも困ったことに、同地に住む米国人より日系人のほうが2倍糖尿病になりやすかったという結果でした。人種による糖尿病のなりやすさの違いだけでなく、同じ身体をもっていても、生活環境による影響がかなり大きいということを示しています。

## 高齢になるほど有病率が高くなる

2016年度の調べでは、日本人(成人)の糖尿病有病率は男性が16・3%、女性が9・3%。およそ男性の6人に1人、女性の10人に1人が糖尿病ということになります(図1-3)。高齢になってくるとだんだん増えてきて、男性は50歳代で12・6%、60歳代で21・8%ですが、

◆「糖尿病が強く疑われる者」「糖尿病の可能性を否定できない者」の割合の年次推移

図1-3

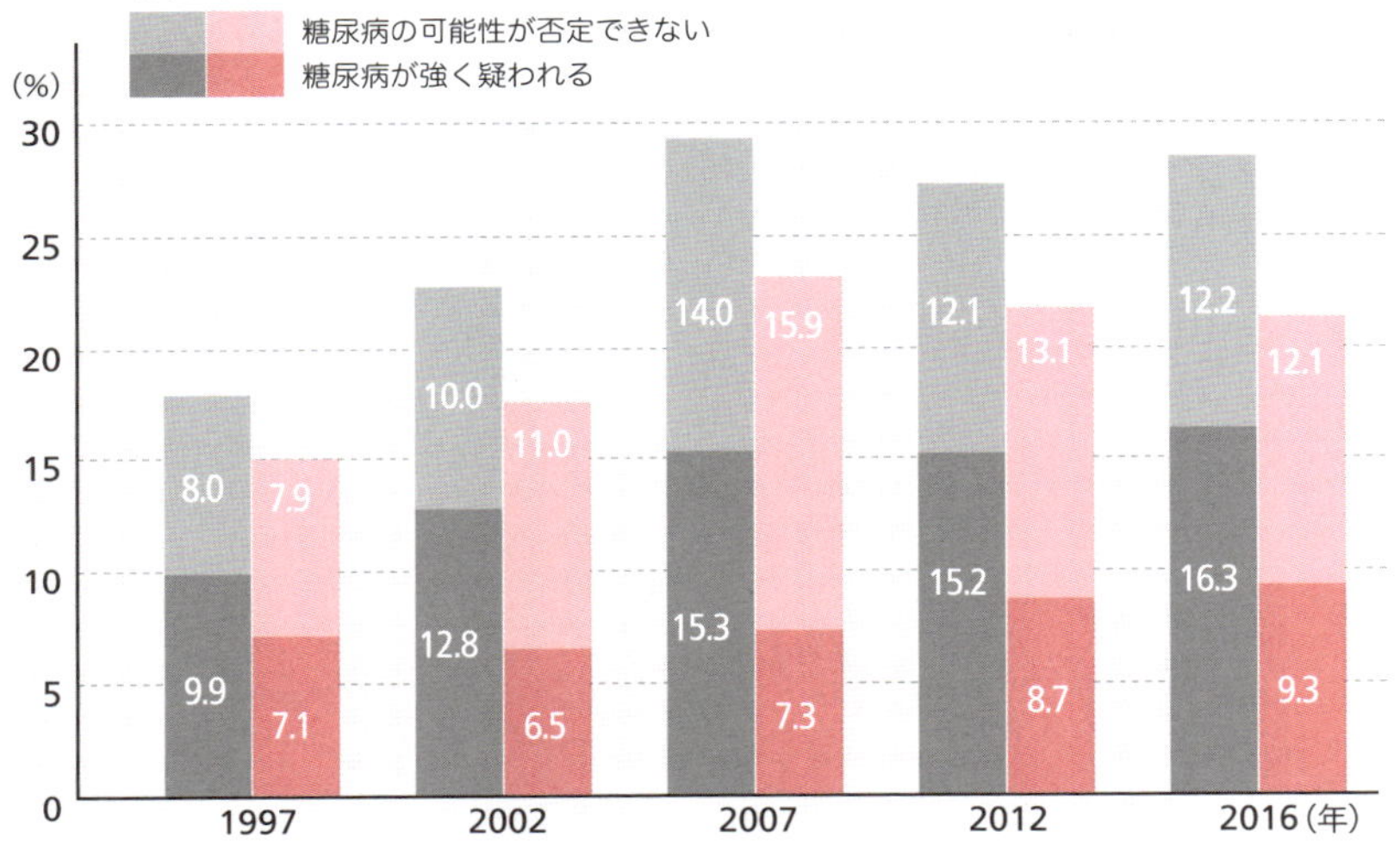


（平成28年国民健康・栄養調査結果の概要、厚生労働省による）

70歳以上では23・2%にまで上昇します。女性は50歳代で6・1%、60歳代で12・0%、70歳以上で16・8%が糖尿病です（図1－4）。

## ✚将来は糖尿病患者が倍になる？

WHO（世界保健機関）の定義では、高齢者は65歳以上です。日本では70歳くらいからというイメージがあるでしょうか。日本の70歳以上の男性は20%超、同じく女性は16%超が糖尿病ということは先ほど述べました。この数字は興味深いことに、前述のシアトルの日系人の糖尿病有病率とほぼ一致しています。すなわち、少し乱暴な言い方かもしれませんが、日本人はメタボ化すれば、あるいは高齢化すれば5～6人に1人は糖尿病になってしまう、ということになります。

まさに比較的若い人（とくに20～50代男性）で

はメタボが問題になりますし、わが国は今後ますます高齢化が進んでいきます。糖尿病対策のカギ、イコール「メタボ対策」「高齢化対策」ということがいえそうです。

## ✚「ふつう」の生活が危ない

糖尿病と初めて診断された方に、あえて「ふだん食事はどうしていますか?」とあいまいな質問をしてみます。すると多くの方は、とまどいながらも「どう、って……**ふつうに食べてますけど**……」

と答えます。ここで「ふつう」というのは、「とくに暴飲暴食をしているわけでもなく、少し運動不足かもしれないけど、自分は至ってふつうの生活をしている」と多くの人が考えているということでしょう。しかし、現代のそのような「ふつう」の生活は、日本人にとって糖尿

◆「糖尿病が強く疑われる者」の割合(20歳以上)

図1-4

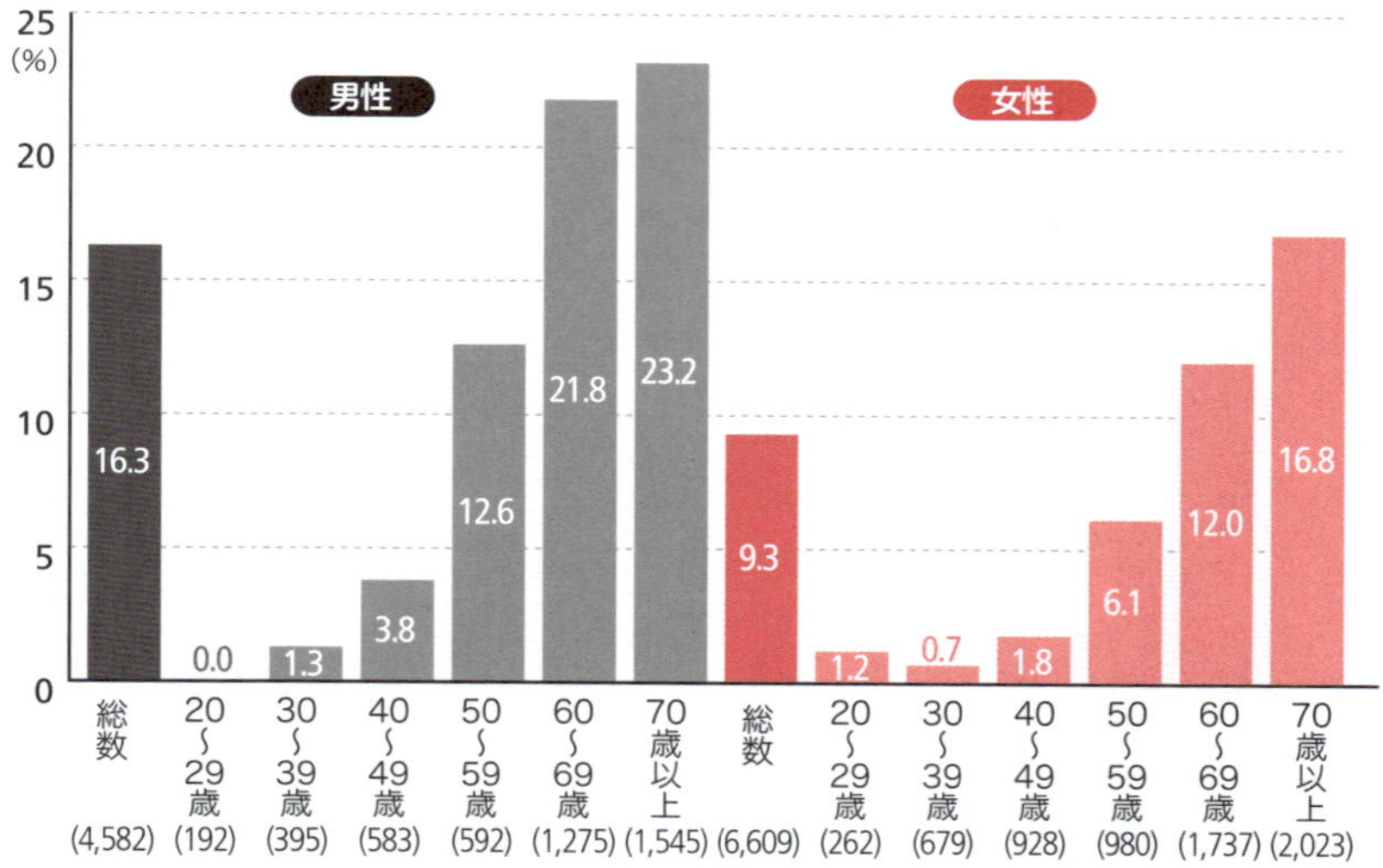


(平成28年国民健康・栄養調査結果の概要、厚生労働省による)

病になりやすい生活様式だったのです。

いわゆる**むちゃ食い**はしていないかもしれない、しかし、そのへんにあるものをふつうにがまんせずに食べ、日頃はそんなに運動しないで、毎日電車や車に乗っている。仕事はデスクワーク中心で、仕事や家事に（気は使っていても）体力はそれほど使っていない。そういう「ふつう」の生活をしているはずなのに、そしてそれほど肥満にならなくても、1〜2割の人は糖尿病になってしまうのです。

かつて糖尿病は「ぜいたく病」と呼ばれた時代がありました。裕福な人が、美食を続けることによって、恰幅のよい（すなわち肥満）体型となり、糖尿病になる。でも今は状況がまったく違います。むしろ食生活に気を使わない方が容易にカロリー過剰になってしまうのです。高カロリー食品の溢れる米国でも、インテリジェンスの高い人たちはヘルシーダイエット・エクササイズを実践し、むしろ貧困層のほうが摂取エ

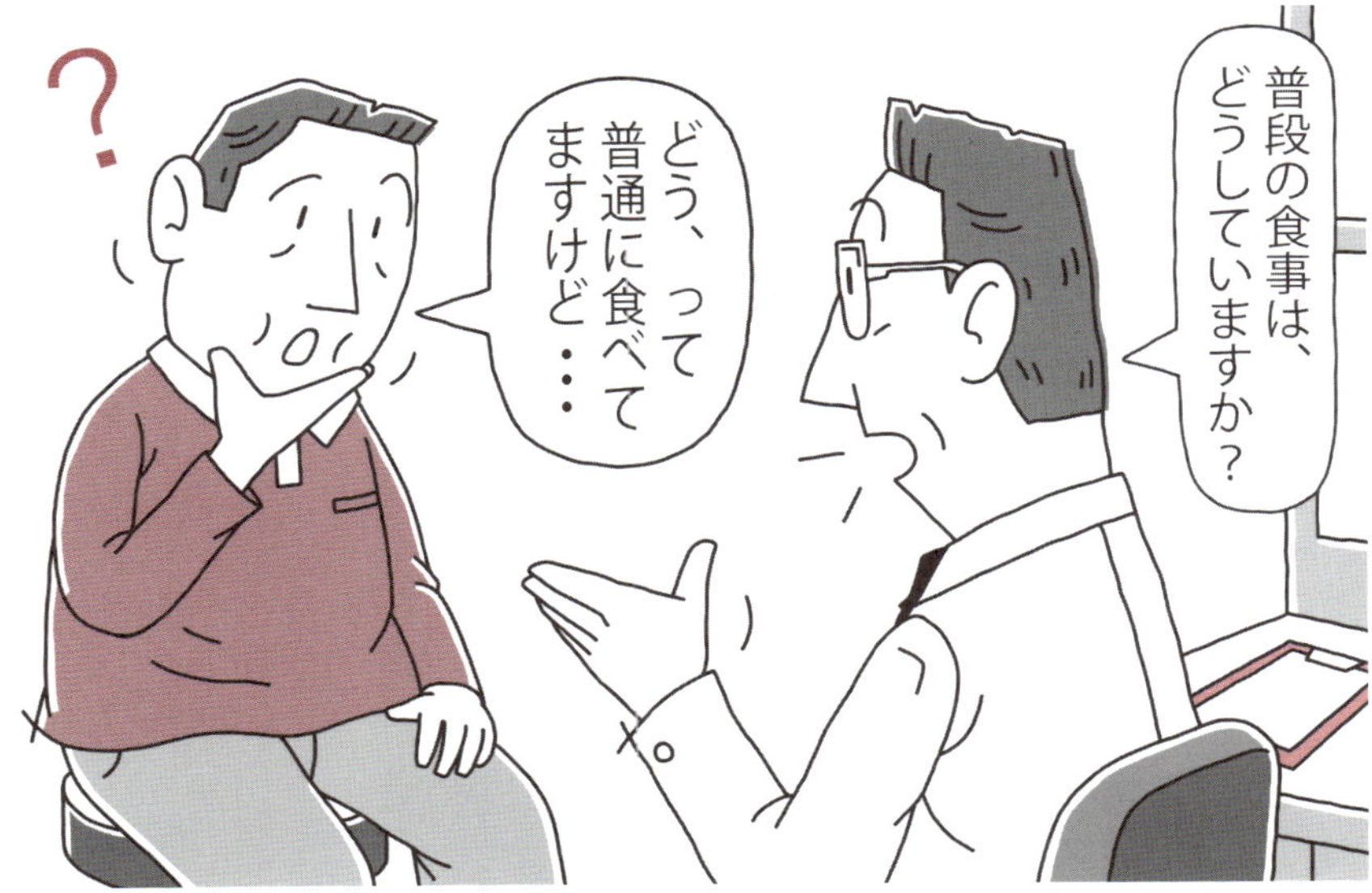
普段の食事は、どうしていますか？
どう、って普通に食べてますけど…

ネルギー過剰となりがち、とされています。IDF（国際糖尿病連合）の発表でも、成人糖尿病患者の79％が、低～中所得国に住んでいるとのことであり、いわゆる「社会的弱者」とされる人々に糖尿病が増えていることが、世界的な傾向のようです。

## スナネズミが〝デブ〟スナネズミに

糖尿病など、病気の研究をする実験動物にはよく齧歯類《げっし》（ネズミ）が使われます。いくつかのネズミは糖尿病を発症することで、糖尿病のモデルとして研究の対象になるのです。そのうちのひとつにスナネズミがいます。もともと北アフリカや中東の砂漠に棲んでいるネズミなので、食べ物が少なくて水もろくに飲めないような環境にいました。それを実験室に連れてきて「ふつう」のネズミのエサを食べさせると、どんどん太り、〝デブ〟スナネズミになって、糖尿病を発症します。ちなみにデブスナネズミ（英語名fat sand rat）という名前は、正式名称です。

ごく最近（2017年）、デブスナネズミのインスリンに関係した遺伝子の特徴が解明され、砂漠の環境に適応できる一方で、それが糖尿病の発症しやすさにもつながるものであることが明らかになりました。つまり、本来の食料の極度に乏しい生活環境に適応して生きていける体質が、十分な食物が手に入る環境では容易に肥満や糖尿病を発症してしまうものだということになります。広くいえば、生き物はそれぞれの生息地域、環境にマッチした遺伝子をもって生まれているはずですが、それがマッチしない生活環境に身を置いていると、病気、つまり生活習慣病になりやすい、ということです。

食べ物の乏しい環境にいたデブスナネズミは、なんとピーナツバターが大好物だそうです。で

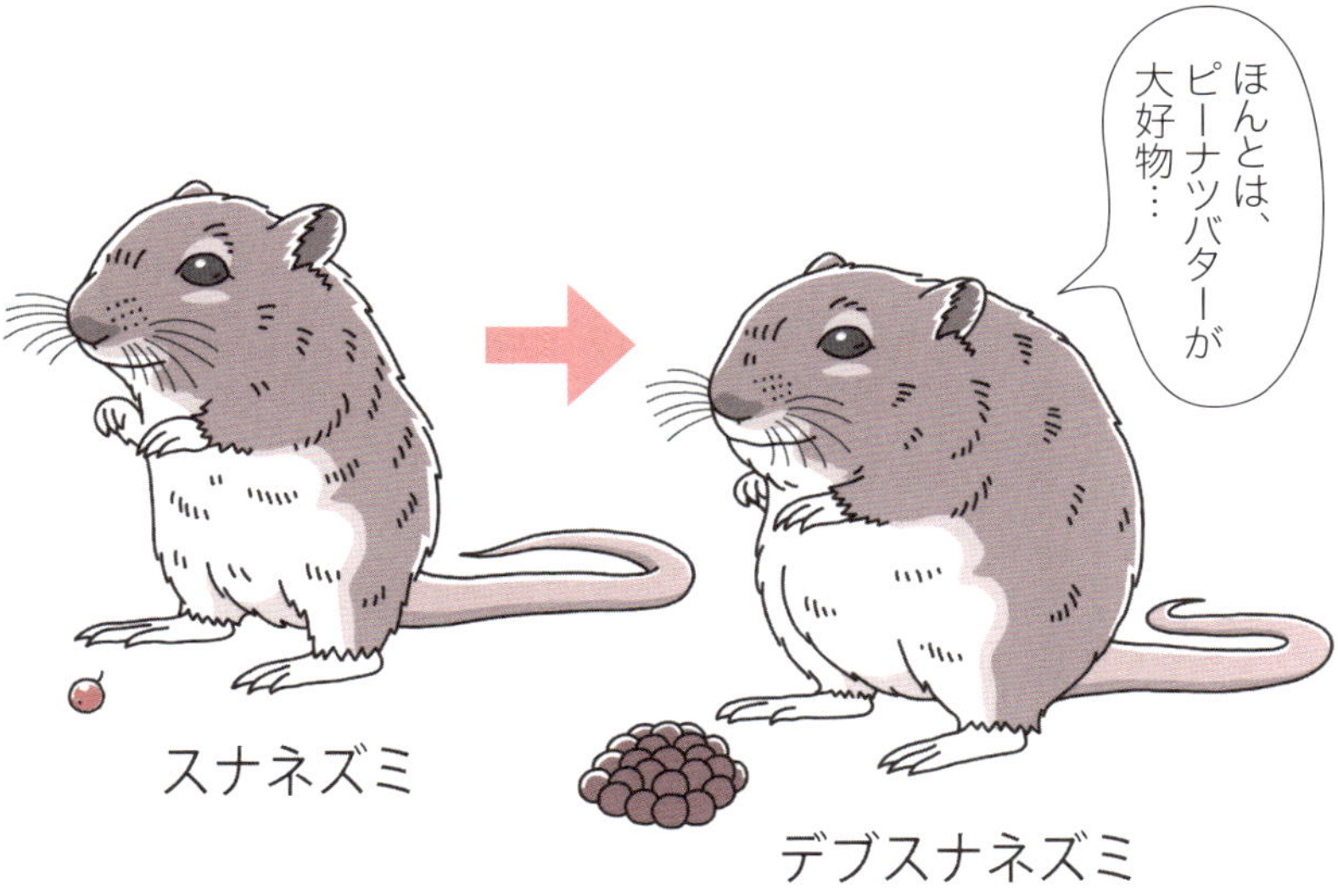
ほんとは、ピーナツバターが大好物…
スナネズミ
デブスナネズミ

も、ピーナツバターは砂漠にはありません。世の中に氾濫する高カロリーのご馳走も、もともと自然界にあったものではなく、すべて人間が作りだしたものです。容易にエネルギーを得られる、美味な食品を手に入れたことによって、皮肉にも糖尿病を増やす結果となりました。

たかがネズミというなかれ、デブスナネズミの話は、私たち現代人にとって身につまされるものではないでしょうか。

冒頭でも述べたように、人類は歴史上、食料が必ずしも安定して得られない時代を長く生き抜いてきました。その「栄養の乏しい」環境に適応すべく形成された遺伝素因は、まさに生存のための重要なしくみだったわけです。

このような体質に関係する遺伝子は**倹約遺伝子**（あるいは**節約の遺伝子**）と呼ばれています。収入が少なければ、なるべく倹約してお金を貯め、使わないようにするのと同じように、なかなか手に入らない栄養を体に貯め込み、エネルギーを使わないで節約する、つまり肥満しやすく、血糖値が上がりやすい体質です。

ところが「飽食の時代」といわれる現代にあっては、皮肉なことに糖尿病をはじめとする生活習慣病の発症をもたらし、人類を老化・死へと追いやる不適応の遺伝子に変貌するのです。

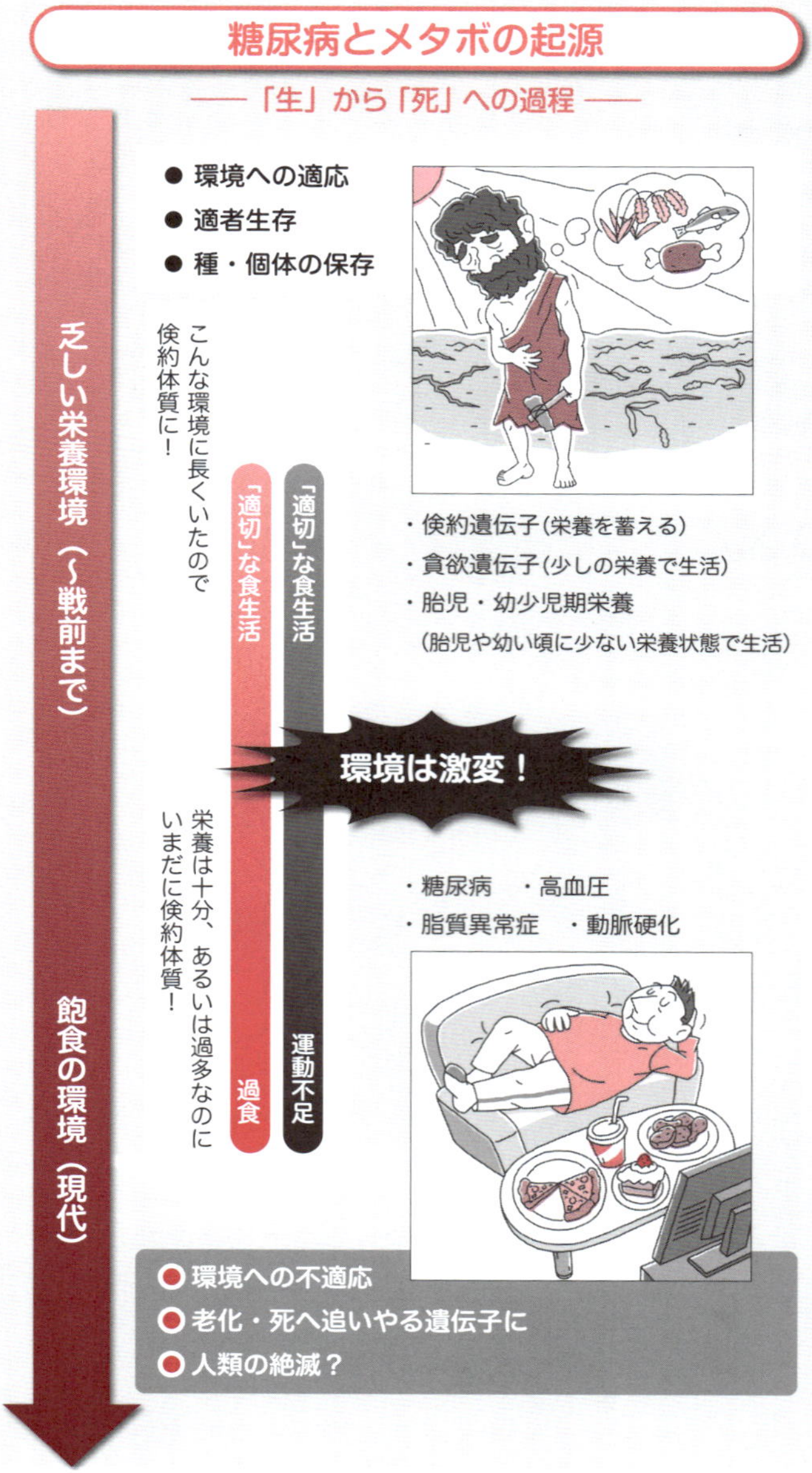

## 糖尿病になるのは遺伝だけではない

# 栄養状態が悪い胎児は糖尿病に？

### 母親のオナカのなかで将来の糖尿病が決まる!?

近年懸念されている問題に「低出生体重児」があります。低出生体重児とは、生まれたときの体重が２５００グラム未満の新生児のことを指します。ちなみに１０００グラム以下の場合は超低出生体重児と言います。日本は低出生体重児の割合が比較的高く（９・６％）、諸外国では増加傾向にある平均出生体重が、逆に日本では下がっているという、ややショッキングな事情があります。

じつは、胎児期の栄養不足が将来のメタボリックシンドロームや糖尿病の発症リスクとなる、という研究結果が発表されています。

赤ちゃんが胎児期に栄養の悪い状態で育つと、その子は栄養の少ない環境で生きていけるような体質を持つようになります。すなわち一種の**刷り込み**（インプリンティング）が起こっていると考えられます。胎児期に栄養の少ない環境を経験して、**低燃費**の体質になった子どもが現代の日本に生まれて「ふつう」の生活を送っていると、メタボや糖尿病、その他の生活習慣病になりやすい、このことが現在、懸念されているのです。

このことが知られるようになったのは、次のような話があったためです。

　第二次世界大戦末期にナチスがオランダを封鎖、そのため食料が入らなくなり、オランダの人たちは一日平均１０００カロリーにも満たない食生活を強いられ、大変つらい冬の時期を過ごしました。

　そういう過酷な環境のなかで生まれた人たちについて調べたところ、肥満・糖尿病をはじめとした生活習慣病になりやすいことがわかったのです（図１-５）。

　図１-５で「胎児体重」と「胎盤重量」の曲線は、胎内における正常の成長曲線を示しています。

　ここで３つのポイントが示されていますが、これは各時期で母親が飢餓状態になった場合をあらわしています。たとえば、左のポイントで母親が飢餓だったとすると、胎児の「出生時体重への影響は少ない」のですが、成人後に「脂質異常症・肥満」になりやすいことを示しています。

◆オランダの"飢餓の冬"（1944-1945）
栄養不良の母親から生まれた子は将来糖尿病になりやすい
図1-5

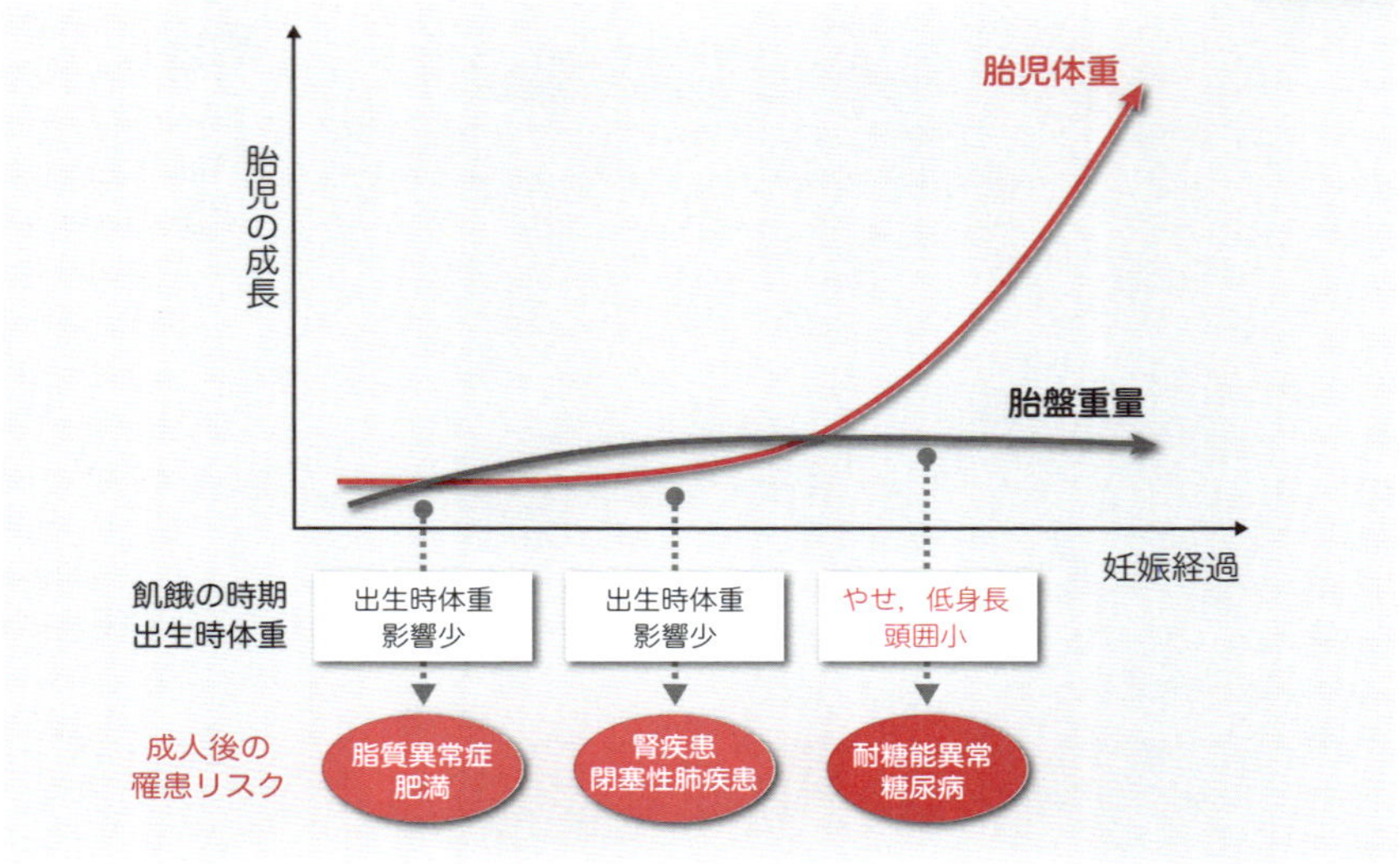

右のポイントでは、出生時に「やせ、低身長で、頭囲が小さく」、成人後「耐糖能異常・糖尿病」を発症しやすいという結果になりました。

胎児期の後半、つまり胎児の体重がぐんと増えていく時期に、母親が飢餓の状態であると、低出生体重児となり将来糖尿病や予備群になりやすい、とこの研究で明らかにされたのです。

**オランダの飢餓の冬**といわれるこの研究からは、糖尿病の遺伝素因のもうひとつの側面、すなわち遺伝子（ＤＮＡ）そのものではなく、遺伝子の発現の調節に後天的な環境などの要素が関わっている（これを「エピジェネティクス」といいます）ことを示しています。

## アスリートは運動をやめるとかえって糖尿病になりやすい!?

もっと身近な例で考えてみましょう。たとえば、昔はスポーツマン、あるいはアスリートだったという人が、進学や就職等をきっかけに激しい運動をやめると、その後かなり太ってしまうことは珍しくありません。

それまでは運動という、カロリーを消費する習慣があったのに、それがなくなり、一方で大食の習慣はやめられず、どんどん体重が増えてしまうわけです。

もちろん全員が糖尿病になるわけではありませんが、少しでも糖尿病の素質がある人は、運動によるカバーがはずれて、あっという間に糖尿病になってしまいます。女性だったら、妊娠・出産をきっかけに太ってしまう人もいます。いずれにしても生活習慣がガラッと変わったことで、さまざまな病気をつくってしまう。

人類の太古の昔についても、そしてそれほど大げさな話ではなく自分の過去についても、〝本来の生活はどうだったのか？〟と考えてみてはいかがでしょうか。

糖尿病を悪化させる要因

# 自分の身体を知ることが予防・治療の近道

## 人によって体質や自分に合った環境は違う

さて、糖尿病予防のため、あるいは糖尿病が悪化することを防ぐために、どんなことに気をつければよいのでしょうか。まずは自分自身について、糖尿病に関係する問題がないかをチェックすることが重要です。あとで治療の項でも述べますが、結局は糖尿病を悪化させる要因を把握し、それに対する改善策を考えることが治療の基本であるといえます。表に、糖尿病になりやすい要因（「糖尿病のリスク因子」図1-6）をまとめてみました。

◎糖尿病のリスク因子　図1-6

- **家族歴**：家系（とくに両親・兄弟姉妹）に糖尿病の人がいる
- **肥満、とくに内臓脂肪型（腹部）肥満**
- **出生時の低体重**
- **食生活習慣**：食生活パターン（早食い、まとめ食い、朝食抜き、間食、夜食、外食など）、高カロリー食品、糖質（炭水化物含む）過剰、ファストフード、加糖飲料、ビタミンD不足、微量元素不足
- **運動不足**
- **アルコール多飲**
- **喫煙・禁煙**（禁煙をきっかけに体重が増え、糖尿病が悪化することがある）
- **睡眠不足**
- **妊娠中の高血糖**
- **メタボリックシンドローム**

自分の身体を知り、自分にとって一番よい、自分に合った食生活と運動量が実現できることが理想です。しかしそれは、とても難しいことです。人間がどれくらい食べてどれくらい動くかというのは、じつはそのときの社会環境が決めているからです。

それでも、健康に対して意識の高い人は、運動不足だなと思ったら一生懸命マラソンをしたり、ダイエットをしたり、健康診断をきちんと受けて数値を見ていく、というようなことをします。結局は、体重や検査結果を目安にしながら、自分で自らに適した生活を見つけていくということが、現代に生きる私たちに求められているのです。

## 糖尿病の遺伝について

糖尿病の原因として、遺伝は強く関係します。

ところが、糖尿病に関して特定の遺伝子の異常がわかっているのは、ごく一部のまれなタイプの糖尿病であり、大部分は明らかにされていません。通常、遺伝病（遺伝子疾患）とは、ある特定の遺伝子に異常があって特有の症状が起こる、というものです。すなわち遺伝子異常と疾患の発症とに、比較的単純な1対1の対応関係があります。

しかし糖尿病の場合は、このように単純ではありませんし、わかっていないことがたくさんあります。これまでの多くの研究により、必ずしもメカニズムは解明されたというわけではありませんが、糖尿病の発症に関係するといわれている遺伝子はたくさん報告されています。

そして、おそらく大部分の糖尿病患者さんでは、複数の遺伝子が関わっていると考えられます。さらに環境要因が発症に関係します。このような遺伝の関係を**多因子遺伝**といいます。

たとえば、あるひとつの遺伝子を持っている人だと、糖尿病になる確率が約1・4倍になるとします。さらに別の、やはり1・4倍糖尿病になりやすい遺伝子を持っていたとすると、どうなるでしょう。単純計算で、1・4倍×1・4倍＝2倍、つまり糖尿病になるリスクは2倍になりますね。

遺伝子は父と母の両方から受け継ぎます。理論的には糖尿病に関係する遺伝子を多く持てば持つほど、糖尿病になりやすいことになります。現に、両親とも糖尿病の場合には、優に5割前後の確率で糖尿病になってしまいます。問題は**「いったいいくつの、どんな遺伝子が自分の糖尿病に関わっているのか」**がわからないということです。いずれにしても、運悪く糖尿病の関連遺伝子を多くもらってしまえば、よけいになりやすい、つまり若くしてなりやすいとか、太っていないのになりやすいとか、そういうことになるのです。

# 第2章

# 糖尿病について本当に知っていますか?

## 糖尿病はどのように分類されるか

# 糖尿病の原因はさまざま

### ✚ 患者と医師との二人三脚で治療

糖尿病の背景には、体質（遺伝素因）と環境（生活習慣）があり、その両方が相まって発症、進行していく病気だと1章でご説明しました。そのため、糖尿病と診断された人は、自分の身体をよく知り、それに合った生活習慣を身につけ、自分にとって最適の治療法を見つけていくことがとても大切です。もちろん糖尿病予防のためにも同じことがいえます。

とはいえ、「自分の身体を知る」ことは、自分で考えて簡単にわかるというものではありません。医師の診察を受け、検査をおこなって明らかになることも多くあります。まずは自分でわかる部分、たとえば家族や親戚に同じような糖尿病の人がいるのか、これまでの体重の変化、太りやすい体質か、そして食生活の傾向や運動、睡眠、ストレスなどの問題点を洗いだすことです。それから自分ではわからない身体の特徴、たとえば「自分のインスリンはどのくらい出ているのか？」「実際に（ふだんの生活のなかで）血糖値はどのように動いているのか」といったことは病院で検査をおこない、結果についてしっかり医師に確認することです。そのようにして、**患者さんと医師との二人三脚で身体の状態をウォッチし、正しく理解していくこと**が糖尿病治療の基本です。

さて、自分の身体を知るために、まずは糖尿病についての概略をおさえておきましょう。

## ✚ 糖尿病の診断

ご存じのとおり、糖尿病の初期（血糖値がそれほど高くない時期）には自覚できる症状はありません。患者さんのほとんどは健康診断を受けて、あるいは偶然おこなった検査で指摘されて病院に行くよう指導され、しかるべく**検査をおこなって**診断がつけられます。なかには、何年も糖尿病だと気づかれないまま合併症（63ページ参照）が進行してしまい、初めて糖尿病だと診断される人もいますが、そのくらい**自覚されにくい**病気なのです。

日本糖尿病学会編著の『糖尿病治療ガイド』には、糖尿病の定義として「インスリン作用不足による慢性の高血糖状態を主徴とする代謝疾患群」と記されています。

大変むずかしい表現ですが、わかりやすく言うと、

- 血糖の高い状態が続くことが基本
- それは血糖値を下げるホルモンであるインスリンのはたらきが十分でないことが原因
- 糖や脂肪などの代謝がうまくおこなわれていない病気（病態）を広く指しており（症候群）、ひとつの病気ということではない

ということです。ここで、なぜインスリンの作用が不足するのか、ということについての原因は問われていません。実際にはさまざまな理由から作用が不足するのですが、要は原因はどうでもいいのです。ともかく「インスリンの作用が不足して高血糖が続く」状態を糖尿病と称

するわけです。

高血糖状態が続くとなぜよくないのかについては、56ページで説明します。

糖尿病は〝ひとつの病気ではない〟と言いましたが、左のようにおおまかに分類されています（図2-1）。通常「糖尿病」という場合、大きく1型と2型に区別されます。これらは病気の成り立ち、すなわちインスリンの作用不足をもたらす原因が根本的に違います。

1型では膵臓《すいぞう》のランゲルハンス島β（ベータ）細胞が破壊され、インスリンの分泌能力が極端に弱くなり、なかにはまったくといっていいほどインスリンが出なくなってしまうこともあります。インスリンが出なければ、血糖値が上がるどころか、生命を維持することすらできなくなりますから、インスリンを注射で補っていかなければなりません。一方、多く（9割以上）の糖尿病患者さんは、いわゆる生活習慣病としての2型糖尿病に該当します。2型の人では、

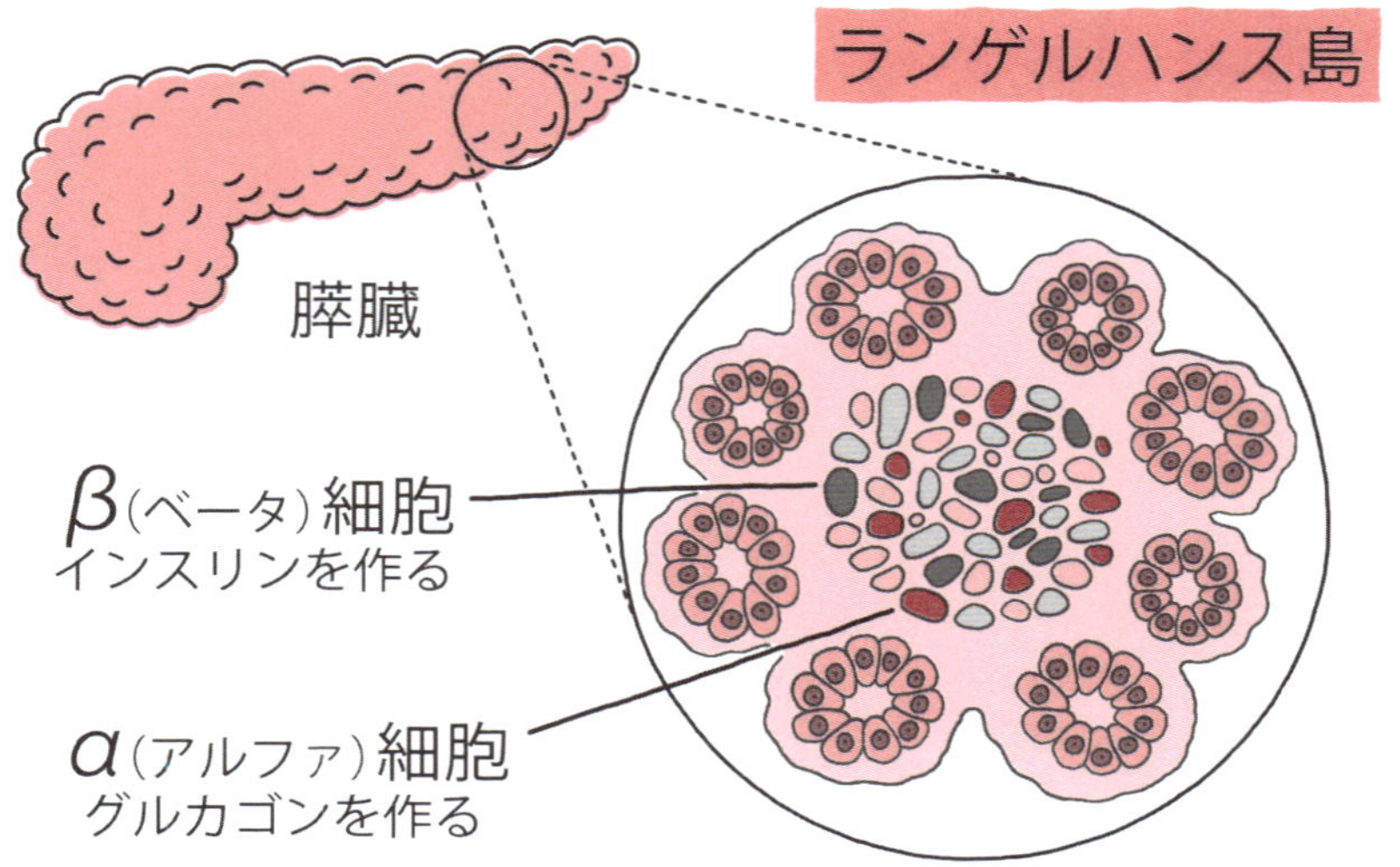

図2-1

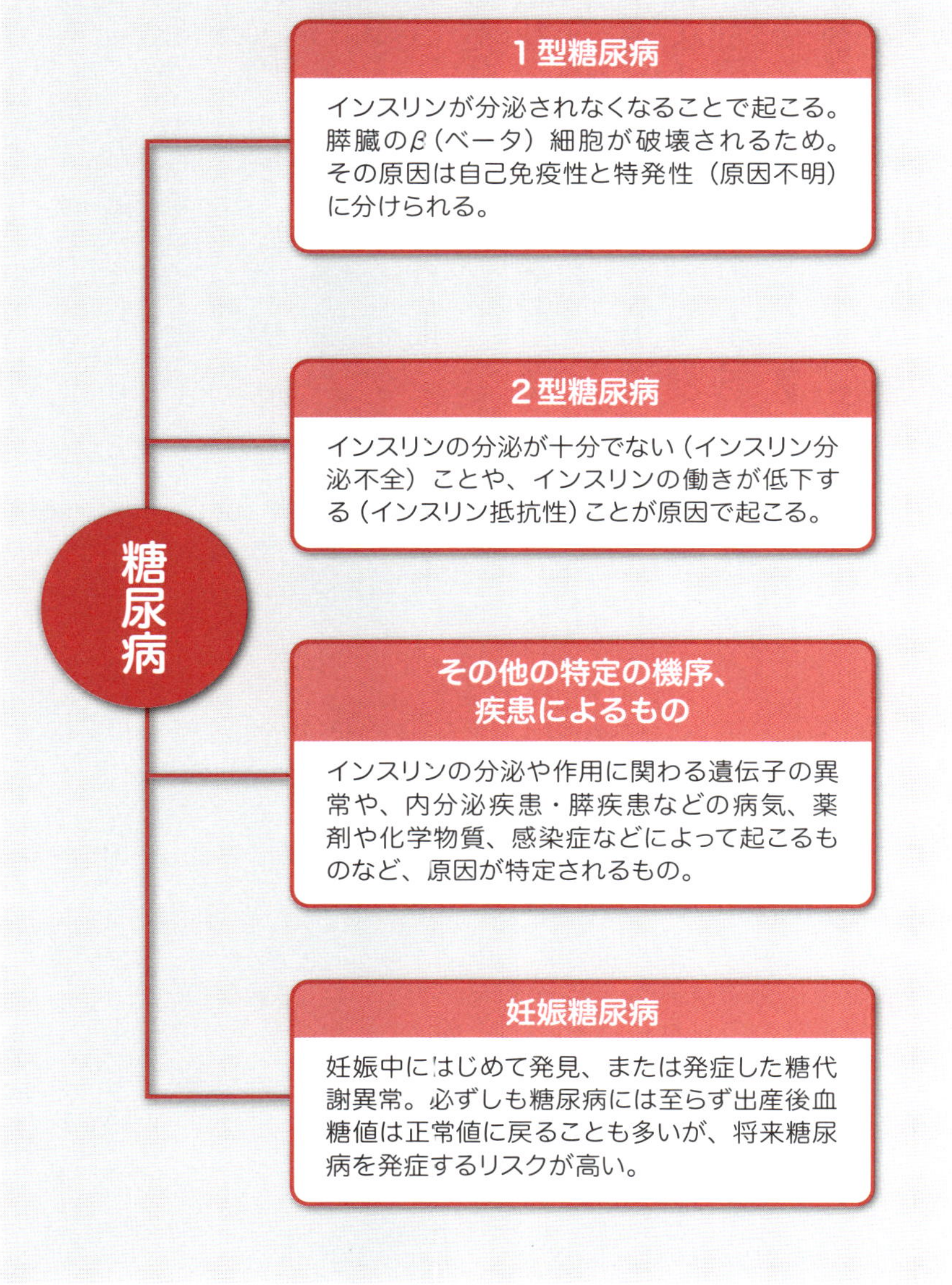
糖尿病
1型糖尿病
インスリンが分泌されなくなることで起こる。膵臓のβ（ベータ）細胞が破壊されるため。その原因は自己免疫性と特発性（原因不明）に分けられる。
2型糖尿病
インスリンの分泌が十分でない（インスリン分泌不全）ことや、インスリンの働きが低下する（インスリン抵抗性）ことが原因で起こる。
その他の特定の機序、疾患によるもの
インスリンの分泌や作用に関わる遺伝子の異常や、内分泌疾患・膵疾患などの病気、薬剤や化学物質、感染症などによって起こるものなど、原因が特定されるもの。
妊娠糖尿病
妊娠中にはじめて発見、または発症した糖代謝異常。必ずしも糖尿病には至らず出産後血糖値は正常値に戻ることも多いが、将来糖尿病を発症するリスクが高い。

インスリンは出ているものの量が少なかったり、量は十分に（ときには正常の人以上に）出ているけれども、きちんと働かなかったりするために血糖値が高くなってしまうのです。

このように1型と2型は根本的にまったく違う病気といってもよいのですが、現実にはその区別がつきにくいことがあります。というのは、自分は2型だと思っていたら、じつは1型だった、ということもありうるからです。

たとえば1型で、膵臓のβ（ベータ）細胞の破壊がゆっくり進むとすれば、最初のうちはインスリンが相当量出ていますから2型だと思われてしまいます。破壊がだんだんと進んでいき、いよいよインスリン注射が絶対的に必要となれば明らかに1型とわかるのですが、それまでは診断がつかないことが起こりうるのです。実際に「緩徐進行1型糖尿病」といわれる、緩やかに進行する1型糖尿病があり、注意が必要です。

ともかく1型と2型では治療方針が違うので、最初の診断を誤ると踏み出す方向も間違い、結果もうまくいかず大問題となります。糖尿病の分類は、ぜひ知っておいてください。

糖尿病について正しい知識を

# 1型糖尿病とはどんな特徴？

## 1型糖尿病の原因

1型糖尿病は、ある時期から膵臓のβ（ベータ）細胞が壊れていくために発症します。膵臓β細胞はインスリンを作り分泌するところですから、これが破壊されるとインスリンが**絶対的に欠乏**してしまいます。β細胞が壊れる原因は、不明の場合（特発性）もありますが、自己免疫で起こる場合が多いと考えられています。

体内の異物（細菌やウイルスなど）を認識して排除し、健康を保つための役割である免疫システムが、自分自身の正常な細胞や組織に対しても異物であるかのように反応し、攻撃を加えてしまうことを自己免疫といいます。1型糖尿病の場合にはβ細胞が免疫のターゲット（攻撃目標）になって破壊されてしまうのです。

自己免疫が糖尿病の原因であることを証明するためには、関節リウマチや甲状腺疾患などの他の自己免疫疾患と同様に、自己抗体を測ります。抗体とは、特定の異物を認識した場合にリンパ球が作るタンパク（免疫グロブリン）で、これをきっかけに免疫反応が生じます。自己抗体とは、まさに自分の細胞を異物として認識している、つまり自己免疫が生じていることの証《あかし》です。1型糖尿病にはいくつかの自己抗体が認められますが、その代表的なものは、抗グルタミン酸脱炭酸酵素（Glutamic Acid Decarboxylase：GAD）抗体です。血液を調べてこれが存在すること（陽性）が証明されれば、自己免疫性の1型糖尿病と診断されます。ただし、1型糖尿病であっても発症から長い時間が経過していたり、ある特殊なタイプ（「劇症型」と呼ばれるものなど）ではGAD抗体が陰性のこともあるので注意が必要です。

日常診療で1型が疑われるのは、

(1) 急激な高血糖症状の出現
(2) 高血糖昏睡（ケトアシドーシス）
(3) 家系や生活習慣にも大きな問題がない
(4) 小児期も含め若年での発症
(5) 風邪症状の後まもなく発症

などの場合です。いちじるしい口渇（脱水）や倦怠感が続き、悪心、嘔吐、下痢、腹痛などの消化器症状があらわれ、ひどい場合は昏睡状態になるのがケトアシドーシス（詳しくは後述）ですが、そのような場合はインスリンが極度に欠乏しており、放置すれば命はありません。

このように、インスリンの欠乏が生命の危険をもたらし、インスリンの補充が必要とされる状態を**インスリン依存状態**、すなわち生命維持のためにインスリン注射が必要な状態と呼んでいます。これが1型の典型的な特徴です。

## 1型にもいろいろあります

1型糖尿病は、発症のスピード（高血糖状態になってから**インスリン依存状態**に至る速度）の違いによって、さらに3つのタイプに分けられます。

- 急性発症型（数か月以内）
- 緩徐進行型（何年にもわたりゆっくり進む）
- 劇症型（1週間前後で急激に発症）

◎1型糖尿病に多く見られる特徴と注意点

図2-2

| 一般的特徴 | | 注意点（実際は…） |
|---|---|---|
| 発症が‘急激’である | ➡ | ゆっくり進行するタイプもある（緩徐進行型） |
| ケトアシドーシス（昏睡）を生じて発症する | ➡ | ケトアシドーシス発症前の診断が可能（GAD抗体の証明など） |
| GAD抗体など自己抗体が陽性となる | ➡ | 特発性や劇症型、経過の長い場合には陰性となる |
| 小児〜思春期に多い | ➡ | 成人や高齢者の発症も多い。小児の2型も問題になっている |
| 家族に糖尿病が少ない | ➡ | 家族に糖尿病がいる人も多い |
| やせた人が多い | ➡ | 肥満者も多い（世界的傾向） |

前にも述べたように、このうち緩徐進行1型糖尿病が、当初は2型と間違われやすいものです。

基本的には、どのタイプであってもインスリン依存状態をもたらす点では共通しています。ですから、治療の基本は否応なくインスリン療法ということになるのです。

2型では多くの場合、まずは生活習慣を整え、十分な効果がなければ薬（通常は飲み薬）、必要に応じて注射療法というように治療計画を進めていきます。しかし1型だと判明したら、その時点で直ちにインスリン注射を開始することが原則です。

このように、糖尿病の分類やインスリンの出方を気にする理由は、大多数の2型の患者さんのなかにあって1型が見逃されていると、間違った治療をしてしまう可能性があるからです。これは、私たち医療者側が気をつけないといけないことですが、患者さんの側でもこのような知識があると、正しい治療にたどりつくことができると思います。

ちなみに、医学専門書には1型糖尿病の特徴として図2-2のようなことが書かれていますが、実際には例外的なことが多々あり、診断にたずさわる者としては、あまり先入観にとらわれないことが大切だと考えています。

## 2型糖尿病の治療法は人によって異なる

# 糖尿病では、なぜ血糖値が高くなってしまうのか

### 身体のなかでインスリンだけが血糖値を下げられる

糖尿病とは、慢性的に高血糖の状態になってしまう病気で、それはインスリンの作用不足が原因、だという話をしました。**インスリンは血糖値を下げる**と言いますが、そもそも身体のなかでどういう働きをしているのでしょうか。そして、**血糖値が高い**というのは、身体がどのような状態になっているのでしょうか。

血糖とは、血液中に含まれているブドウ糖（グルコース）のことです。ご存じのように、ブドウ糖はヒトが活動するために必要とする基本的なエネルギーですが、血液中の濃度（血糖値）はかなり狭い範囲（100mg／dl前後）に調節（コントロール）されています。

さて、このブドウ糖はどのように作られ供給されるのでしょうか。おもに2つのルートがあります。ひとつはいうまでもなく、食事として摂取された炭水化物や糖質が消化され、細かく分解されてできるものです。この場合、ブドウ糖は小腸から吸収されて血液のなかに入るので食後の血糖値が上がります。だいたい食後1時間ぐらいでピークに達します（糖尿病の人ではも

う少し遅くなることもあります)。

もうひとつ忘れてはならないのは、食事に影響されない、すなわち空腹時の血糖です。ご承知のように、人間は栄養がとれなくても、水と塩分さえあれば、しばらく生きることができます。それは、身体が自分で栄養、つまりブドウ糖を作り出すことができるからです。この役目を担っているのが肝臓です。しばらく外からの栄養が途絶えてしまうと、身体は自分の脂肪やタンパク質を分解し、それを原料としてブドウ糖を作り、自らのエネルギーとするわけです。

ところで、糖尿病では「血糖値が高くなる」ことが問題とされます。でも、考えてみてください。食べ物が必ず手に入るという保証のない時代を生き抜いてきた古代人にとって、栄養を貯め込むことなどより、栄養を自分で作り出して生存することのほうが、よほど大切です。だから神様は、栄養を貯め込んで利用するためのホルモン、すなわちインスリンはひとつしか与えなかった代わりに、血糖値を上げるものとしてグルカゴンのほか、アドレナリン、コルチゾール(副腎皮質ステロイドホルモン)、成長ホルモンなど、複数のホルモンを備えてくれたのでしょう。とくにアドレナリンやコルチゾールは、人間がストレスにさらされた危機的な状況で分泌されますから、血糖値を上げて、より多くの栄養を身体に供給するという点では理にかなっているように思われます。

ところで、人間あるいは動物は、空腹と満腹を日々くり返して生きているわけですが、正常の身体はつねに一定レベルの血糖値を保ち、いろいろな組織・細胞にブドウ糖をエネルギーとして供給しています。ここで、人間はつねに栄養をとりつづけることはできませんから、余分のものとしてエネルギーは当然蓄えておく必要があります。実際には筋肉(身体を動かすためのもの)と肝臓(栄養の源)に、そして長期的には脂肪としてエネルギーを蓄えます。これらの臓器、あるいは細胞にブドウ糖が取り込まれるために必要なのが、インスリンです。

つまり、インスリンは得られた栄養を身体に取り込むことによって血糖値を下げることになります。そして、インスリンは取り込まれた栄養をもとに細胞内で、たんぱく質や脂肪の合成、栄養素の代謝、成長・増殖などの作用を発揮します。インスリンの作用が不足すれば、これらのさまざまな機能が十分におこなわれなくなってしまいます。

インスリンは膵臓のランゲルハンス島という組織にあるβ（ベータ）細胞で作られ、分泌されます。基本的にはブドウ糖の供給が豊富にある状態で作用を発揮しますから、とくに食後の血糖上昇を抑えるためには重要です。空腹時にはむしろインスリンの作用は弱くなり、代わって肝臓でのブドウ糖生産を高め、血糖上昇にはたらくグルカゴンがランゲルハンス島α（アルファ）細胞から分泌され、大きな役割を担います。

膵臓から分泌されたインスリンは、門脈という肝臓に向かう太い血管を通って肝臓に達し、作用を発揮します。その後、肝静脈によって全身に運ばれ、筋肉や脂肪組織などインスリンがはたらく場所（標的器官といいます）で作用するのです。標的器官の細胞の表面には「インスリン受容体」という、インスリンのみが結合できる、受け手となるものがあります。いわば**鍵穴**のようなものであって、インスリンだけがこの鍵穴に合う鍵を持っていて、細胞の鍵を開けて、ブドウ糖をなかへ入れる仕事をしているというわけです。

## インスリン分泌能の低下（インスリン分泌不全）

前に述べたように日本人の糖尿病の人の平均BMIは25ぐらいです。そうするとBMI25

以上が「肥満」と判定されるので、糖尿病の人の約半数は「肥満」ではないことになります。それどころか、明らかにやせていて糖尿病になっている人もかなりいます。これまで述べたように、肥満と糖尿病には明らかな関連があるのですが、やせていても糖尿病になる可能性は十分あるのです。なぜなのか、それはインスリンの出方が弱いためです（インスリン分泌能低下）。

このような人はおそらく、インスリンの出方が弱いという遺伝子をもともと持っていていると考えられます。想像をたくましくすれば、こういう人たちの祖先は、少ない栄養で生活できていたのかもしれません。インスリンは基本的に食事をとるときに必要になるものですから、栄養が少なければインスリンを多く必要としないということになります。つまり、少ないインスリンで生活するような体質（遺伝子）を持っているということです。

インスリンの出方が弱ければ、少し食べ過ぎただけでも容易に血糖値が高くなってしまいます。つまり、インスリンが処理できる（血糖値を下げられる）キャパシティを超えてしまい、余分なブドウ糖が血液中に残ってしまうからです。こういう患者さんでは、よほど食事（とくに糖質）のとり方に気をつけていないと、うまく血糖値がコントロールできないということになってしまいます。

## インスリン抵抗性

さて、2型糖尿病のもうひとつの大きな問題、それはインスリンがうまくはたらいてくれない（効かない）という体質です。肥満が糖尿病と強く関連することは、これまでにも述べてきました。肥満、とくに内臓肥満の人は、内臓脂肪からインスリンの働きを妨げる物質が分泌されることによって、筋肉や肝臓での作用を発揮する

## インスリンのはたらき

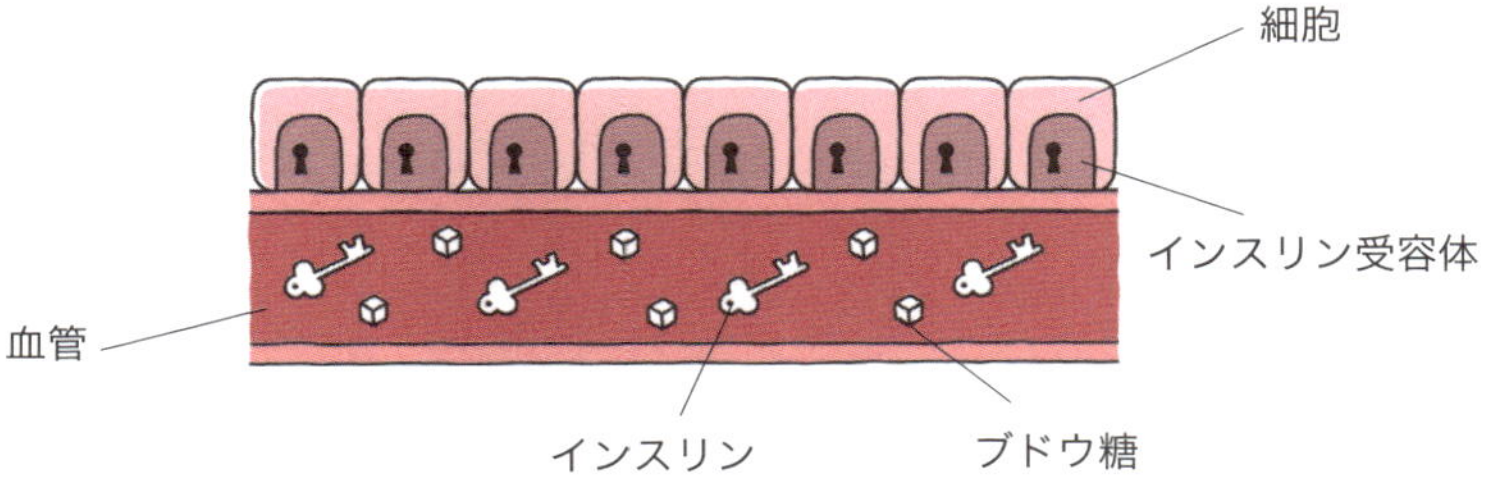


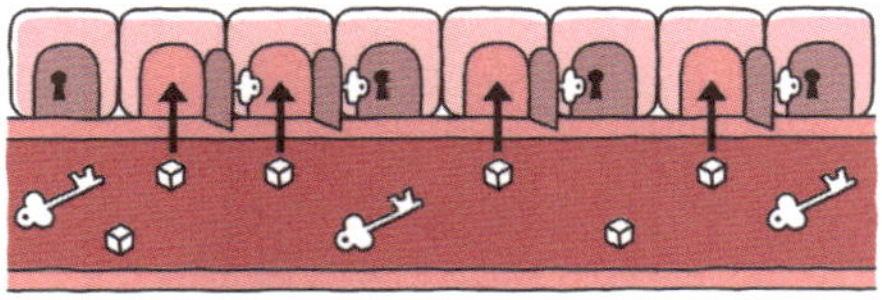

細胞の表面には「インスリン受容体」という、インスリンのみが結合できる、鍵穴のようなものであります。インスリンだけがこの鍵穴に合う鍵を持っていて、細胞の鍵を開けて、ブドウ糖をなかへ入れることができます

## インスリン抵抗性

栄養過剰な人（肥満）

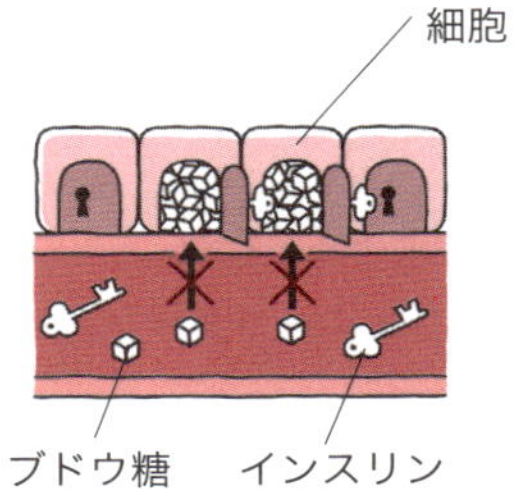


運動不足の人（筋力が弱い）

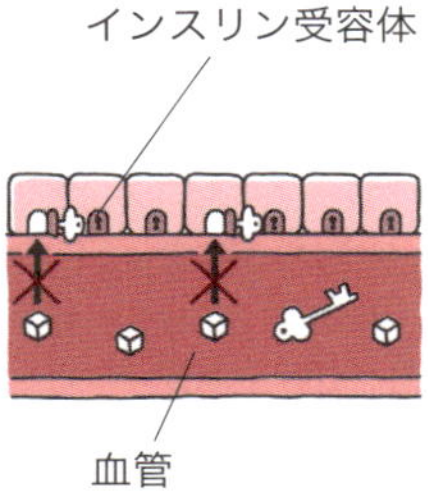


あくまでもイメージですが、肥満の（脂肪が多い）人であれば、部屋のなかにすでに荷物（脂肪）がいっぱいで、糖がこれ以上入れない状態。運動不足の（筋肉が少ない）人であれば、部屋のキャパシティが狭くなっている状態です

図2-3

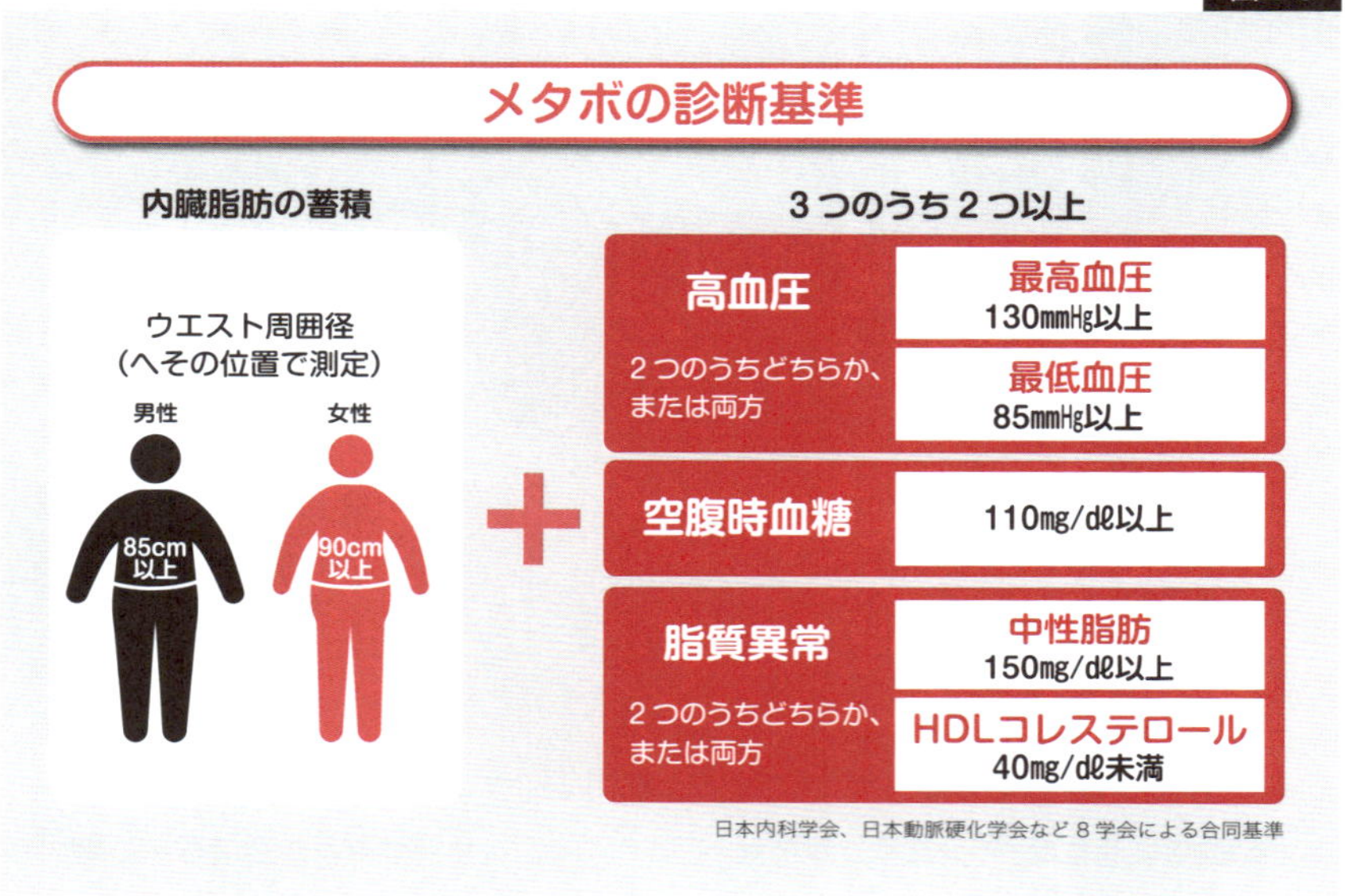
メタボの診断基準
内臓脂肪の蓄積
ウエスト周囲径
（へその位置で測定）
男性
85cm
以上
女性
90cm
以上
3つのうち2つ以上
高血圧
2つのうちどちらか、
または両方
最高血圧
130mmHg以上
最低血圧
85mmHg以上
空腹時血糖
110mg/dℓ以上
脂質異常
2つのうちどちらか、
または両方
中性脂肪
150mg/dℓ以上
HDLコレステロール
40mg/dℓ未満
日本内科学会、日本動脈硬化学会など8学会による合同基準

図2-4

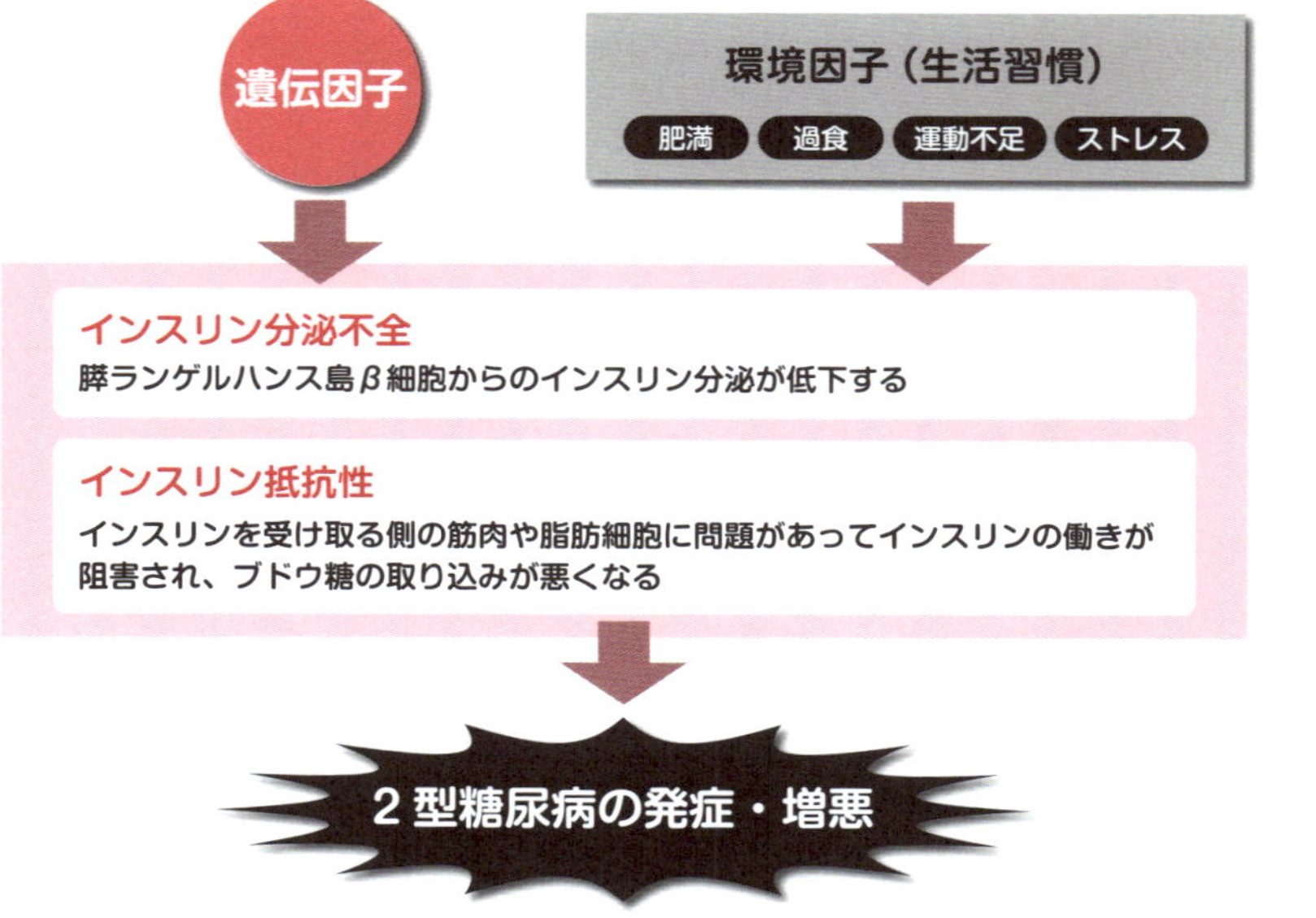
遺伝因子
環境因子（生活習慣）
肥満
過食
運動不足
ストレス
インスリン分泌不全
膵ランゲルハンス島β細胞からのインスリン分泌が低下する
インスリン抵抗性
インスリンを受け取る側の筋肉や脂肪細胞に問題があってインスリンの働きが
阻害され、ブドウ糖の取り込みが悪くなる
2型糖尿病の発症・増悪

ための信号が伝わらなくなることが知られています。このような状態を、インスリン抵抗性といいます。

内臓脂肪は、このほかにも動脈硬化や梗塞など心臓・血管に関係する物質を作るはたらきもあり、身体のいろいろな機能に関わる、**活力のある**細胞なのです。たんなる脂肪を貯めておくだけの細胞などとあなどってはいけません。

まさに、この内臓脂肪が蓄積してさまざまな問題を引き起こすのが、ご存知メタボリック・シンドローム（以下「メタボ」）です。メタボは、内臓脂肪型肥満に高血糖、高血圧、脂質異常症のうち2つ以上の症状が一度に出ている状態ですが（図2-3）、インスリン抵抗性がその根本にあって、血糖値だけでなく血圧や中性脂肪が高くなる原因となっています。逆にいえば、メタボの状態を改善する、つまり内臓脂肪を減らすことで、血糖・血圧・中性脂肪すべてを改善する、一挙両得どころか一挙三得の治療が可能となるのです。

このように、医師は糖尿病の病態（体質）として、インスリンの出方（分泌不全）と効き方（抵抗性）を判断して、治療方針を考えることとなります。ここで複雑なのは、2型糖尿病の患者さんは、多かれ少なかれ「インスリン分泌不全」と「インスリン抵抗性」の両方の問題を持っているのですが、その程度に個人差があるということです。つまり、2型糖尿病とひと口にいっても、その成り立ちは人によって違う、だからその解決手段（治療法）も人によって異なるのです（図2-4）。

## 2型患者が気をつけたい生活習慣

どちらかというとやせ型で、インスリンの出方が弱いタイプの方と、肥満型でインスリンの効きがよくないメタボタイプの方では、食事・

運動療法をおこなううえで心がけることに、多少違いがあります。

まずはやせ型タイプの方。少ないインスリンで、どう生きていくか。なかなか難しい問題です。ただでさえ弱っている膵臓のインスリンを作り出す力、そこにさらに負担をかければ、たんに血糖値が高くなるのみならず、ますます膵臓のインスリン分泌能力が弱っていきます。

「疲れた膵臓に負担をかけない」こととは、まさに**食事（とくに糖質）をとりすぎないこと、しかも一度にまとめてのドカ食いは禁物**です。運動療法は、後でも述べるようにインスリンのはたらきを高めますので、これもひいては膵臓に負担をかけないことにつながります。

とはいえ、根本的に膵臓の機能を高めることは、残念ながら現在の医学では不可能です。なので、飲み薬の力を借りたり、注射で不足のインスリンを補ったりして治療をおこなっていくことになります。

太っているタイプ、メタボタイプの患者さんは、前述のように内臓脂肪を減らしていくことが根本的な解決法につながります。

肥満といっても、皮下脂肪の多いタイプと内臓脂肪の多いタイプがあるのですが、医学的に問題となるのは圧倒的に後者のほうです。皮下脂肪を減らすことは難しいですが、じつは内臓脂肪は生活習慣の改善によって、意外と簡単に減らせることがあるのです。食事制限はもちろんですが、とくに運動を積極的におこなうことが内臓脂肪を減らすためには大切です。先に述べたように、体重を減らすことは血糖値のみならず血圧や中性脂肪の改善にも効果的ですので、ぜひ強い意識をもって生活習慣の改善に努めていただきたいと思います。

## 高血糖のままではなぜいけないのか？

　さて、糖尿病がなぜ問題となるのか、それはズバリ、合併症を引き起こすからです。血糖値が高いこと自体も問題なのですが、これが長期間続くこと、そして糖尿病に関連する血圧や脂質の問題などが関係して、全身にさまざまな合併症を生じることとなります。逆にいえば、もし合併症が完全に予防できるのであれば、多少血糖値が高くなったって問題はない、ということもできます。この意味で、血糖値を下げる、あるいは正常化する、というのは、あくまで「手段」であって治療の「目的」ではない、目的とするのは合併症の予防であるということを強調しておきたいと思います。

## 急性合併症──高血糖が続くとどうなるか

# 昏睡など危険な状態になることも

糖尿病の合併症は、**急性合併症**と**慢性合併症**に分けられています。文字どおり、急激に進行して時には生命を脅かすことになる「急性」と、長い時間をかけて徐々に進行し、やがては身体に重大な障害をもたらす「慢性」のものがあるのです。

まずは急性合併症について説明しましょう。急性合併症として覚えておいていただきたいのは、いちじるしく血糖値が上昇し、昏睡状態に陥ることもある高血糖昏睡と感染症の2つです。

高血糖昏睡には2種類あります。ひとつは「**糖尿病ケトアシドーシス**」で、おもに1型の患者さんに起こります。もう1つは「**高浸透圧高血糖症候群**」、こちらは2型で起こります。

## 糖尿病ケトアシドーシス

糖尿病ケトアシドーシスとは、インスリンの極度の欠乏が原因で起こります。つまり、1型糖尿病が発症したときや、1型糖尿病の患者さんがインスリン注射を打たなかった場合など、インスリンが極めて乏しい状態にありながら適切にインスリンが投与されなかったときに起こります。また、1型の患者さんが糖尿病以外の病気が原因で、通常時よりも多くのインスリンが必要になることがあります。その場合は、いつもどおりの量のインスリンを注射していても、糖尿病ケトアシドーシスになることもあるので注意が必要です。

先に述べたように、インスリンが不足すると血液中のブドウ糖を細胞に取り込めなくなり（ブドウ糖の代謝ができなくなる）、高血糖状態になります。血液からブドウ糖を取り込めず、エネルギー不足になった身体は、代わりに脂肪を分解して、エネルギーを作りだそうとします。このときに脂肪分解の副産物として肝臓で作りだされる**ケトン体が血液中に増える**（高ケトン血症、ケトーシス）ことで**血液が酸性**になり（酸血症＝アシドーシス）、危険な状態におちいります。

またいちじるしい高血糖では、尿中に大量のブドウ糖が排泄されますが、同時に多尿となって身体の水分も失われるため、脱水症状を引き起こします。異常にのどが渇き、全身がだるくなり、腹痛や吐き気をともなうこともあります。症状が進むと、意識障害や昏睡状態になります。

つまり、インスリン欠乏による代謝異常と脱水症状が顕著となってもたらされるのが糖尿病ケトアシドーシスです。ですので、治療はインスリンの補充と補液（点滴）が基本です。とくに合併している疾患がなければ、これらの治療で状態は改善しますが、1型であればもちろん、インスリン療法の継続が必要となります。

## 清涼飲料水ケトアシドーシス（ペットボトル症候群）

じつは、2型糖尿病の患者さんでもケトアシドーシスになることがあります。清涼飲料水をたくさん飲みすぎて起こるため、「清涼飲料水アシドーシス」（俗に**ペットボトル症候群**といわれますが、ペットボトルのお茶では起こらない！）と呼ばれるのがそれです。

## ペットボトル症候群

清涼飲料水の飲みすぎ
↓
血糖上昇 → のどが渇く →（清涼飲料水の飲みすぎへ）
↓
インスリン減少
↓
脂肪分解
↓ ケトン体が血液中に増加し酸性に
ケトーシス
ケトアシドーシス

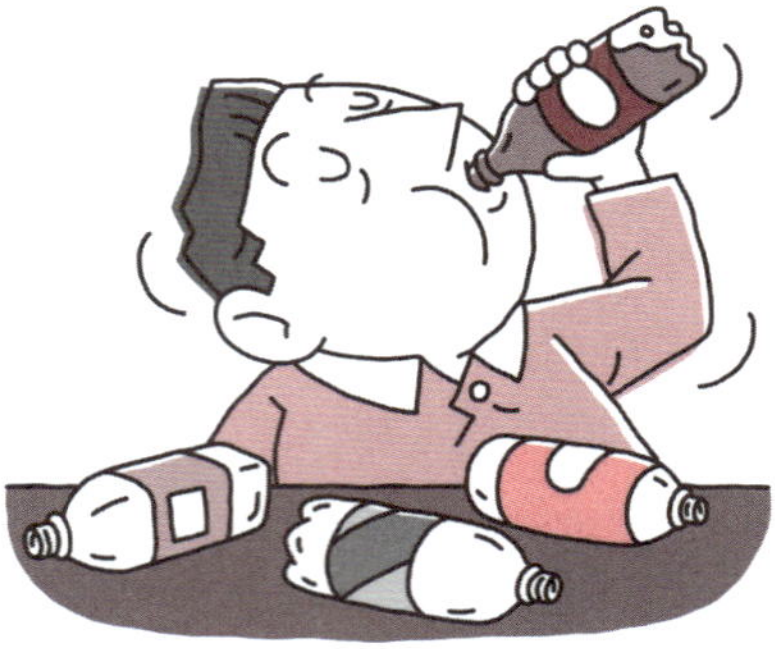

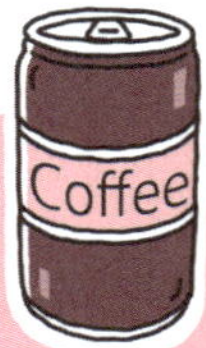


缶コーヒー
250mlあたり
角砂糖６個分

スポーツドリンク
500mlあたり
角砂糖５個分

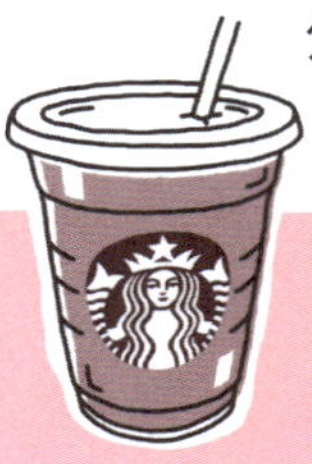

外食コーヒー店
カフェオレ
200mlあたり
角砂糖４個分

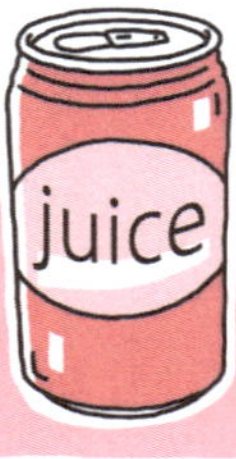


果汁飲料
350mlあたり
角砂糖10個分

メーカー発表の数値より

糖尿病である程度以上に血糖値が高くなると、のどが渇くという症状が起こりますが、このときに糖の入った飲み物を飲んでしまうと、さらに血糖値を上げることになり逆効果です。糖入りドリンクを1日に何リットルも飲めば、驚くほど容易に血糖値が上がってしまい、ひどいときには昏睡を起こすことさえあります。とくに甘いジュースや炭酸飲料は要注意ですが、スポーツドリンクにも糖分が含まれていますので、真夏の熱中症対策のためといって飲み過ぎれば同じこと。ご注意あれ。

この場合も治療はインスリン注射と補液ですが、もともと1型ではないので、その後にきちんとした生活習慣を続ければ、インスリンどころか飲み薬の内服ですら必要がなくなってしまう場合もあります。

## ✚ 高浸透圧高血糖症候群

2型糖尿病患者が、感染症や他の急性疾患、手術などをきっかけに起こす顕著な高血糖状態が高浸透圧高血糖症候群です。医師が処方する薬（副腎皮質ステロイドや向精神薬、利尿薬など）がきっかけで生じることもあります。インスリンは分泌されているものの作用が阻害され、急激な血糖上昇（１０００mg／dlを超えることも！）をもたらし、それがもとで高度の脱水が起こり、状態をさらに悪化させます。

症状は、糖尿病ケトアシドーシスと似ています。おもな症状は、意識障害、多飲多尿、体重減少、倦怠感などですが、とくに**脱水が高度であることが特徴**です。

ふだんはそれほど血糖値が高くなくても、前に述べたさまざまな原因によって急に起こることがあるので、とくに脱水が起こりやすく、他の疾患がある可能性が高い高齢者では注意が必要です。糖尿病は自覚症状が出にくいので、つい放っておかれがちですが、場合により急激に悪化して、とんでもなく高い血糖値になってしまうこともありますから、くれぐれも軽く考えないようにしてください。

高浸透圧高血糖症候群が起きたら、速やかな治療が必要です。じつは糖尿病ケトアシドーシスに比べて、この状態はきわめて治療が難しく、死亡に至る危険が高いとされています。

ケトアシドーシスはインスリンの極度の欠乏が基本的な原因ですから、インスリンの補充と補液で改善する可能性が高いのですが、高浸透圧高血糖症候群では感染症など、他の悪化要因が併発しているため、その治療も同時におこなわなくてはなりません。

そもそもこれほどまでに糖尿病を悪化させる状況であれば、重大な問題が生じているはずです。

いずれにしても、補液と適切なインスリン投与をおこない、さらに同症候群を引き起こしたと考えられる問題の解決にあたります。

**糖尿病の高齢者が意識障害や昏睡状態におちいったときには、自分では対応できません**ので、家族や身近な人にも高浸透圧高血糖症候群について理解していただき、兆候があらわれたら、すぐに主治医、病院に連絡してもらえるよう伝えておくことも大切です。

## 感染症

感染症も糖尿病の急性合併症に含まれます。糖尿病の患者さんは、とくに血糖値が高い状態では**白血球の機能が低下するなど免疫力が弱くなります**ので、細菌やウイルスに感染するリスクが高くなります。ふだん元気でも、血糖の管理が悪ければ、風邪やインフルエンザをこじらせて急に肺炎を起こしたりします。普通ではとても起きないような感染症を発症することも、糖尿病の特徴です。

ちょっとした傷でも、化膿しやすく、なかなか治らなかったりするので、軽く考えないで、きちんとした処置をするよう心がけてください。

◎糖尿病患者がなりやすい感染症

| | |
|---|---|
| 尿路感染症 | 膀胱炎、腎盂腎炎など |
| 呼吸器感染症 | かぜ、インフルエンザ、肺炎など |
| 口腔内感染症 | 口腔・食道カンジダ症、歯周病など |
| 皮膚感染症 | 水虫、壊疽など |

## シックデイ（sick day）

発熱や下痢・嘔吐など体調不良が続き、食事摂取がままならないような状況を、シックデイと呼びます。シックデイでは、**病気のストレスから血糖値が上昇**しますので、きちんとした管理をおこなわなければ、先に述べたケトアシドーシスや高浸透圧高血糖症候群になるリスクがあります。

シックデイでは、まず主治医に連絡し、指示を受けてください。何よりも原因となっているものが何かを明らかにして治療することが大切ですから、けっして自己判断で解決しようとしないことです。

ただでさえ血糖値が上がるような状況にあって、治療薬、とくにインスリン注射を中止することは危険です。かといって、食事をまったくとらずに薬を使うことは低血糖を起こす危険性からすすめられません。

ともかく脱水を防ぐために水分を十分にとり、できるだけ消化のよいもの（野菜スープ、お粥、うどんなど）を食べ、薬は自己判断で中止しないことです。

血糖自己測定をおこなっている方は、こまめに（3時間ごとなど）測定をして、医療機関に情報を伝え、受診や薬の調整をどうするか相談することも大切です。

**シックデイの注意点**

- 治療薬、とくにインスリンの中止は危険
- 食事をとらずに薬を使うと低血糖に
- 脱水を防ぐために水分を十分にとる
- 消化のよいもの（野菜スープなど）をとる
- 症状について自己判断せず受診し相談する

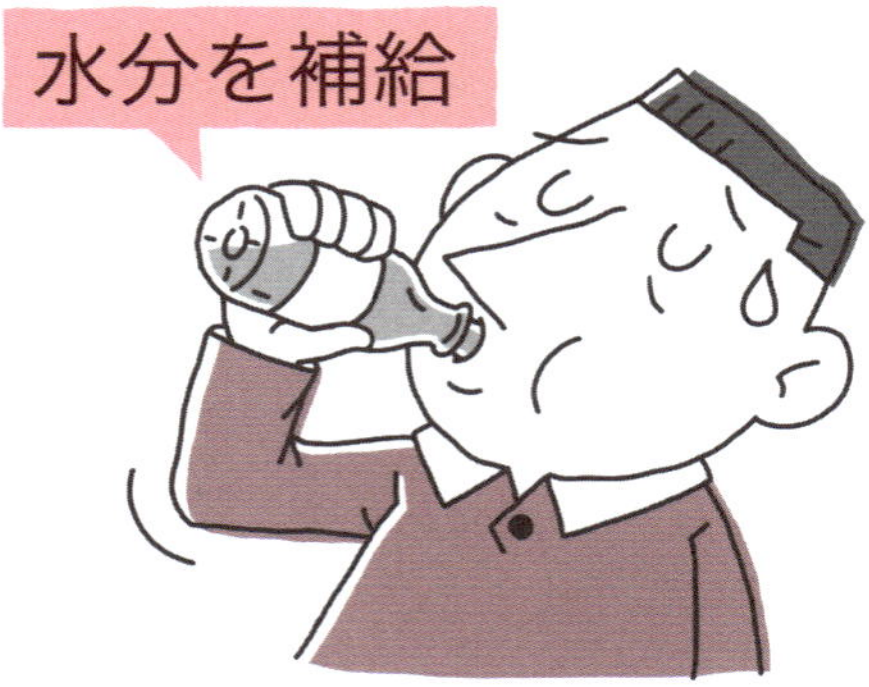

## 慢性合併症——細小血管症について

# 糖尿病神経障害・糖尿病網膜症・糖尿病腎症慢性合併症

長期間高血糖の状態が続くと、全身のさまざまな組織が障害を受けます。そのメカニズムはまだ完全に解明されたわけではありませんが、主としてブドウ糖の過剰によって引き起こされるさまざまな細胞レベルの異常、そして動脈硬化性疾患に関連する脂質や血圧、血液凝固の異常などが複雑に関係して生じるものと理解されています。代表的な考え方としては、ブドウ糖と身体を構成しているタンパクが結合してタンパクの糖化（グリケーション）が生じること、細胞内で活性酸素（フリー・ラジカル）が作られること、ブドウ糖の代謝によって生じるソルビトールが過剰に蓄積すること、Cキナーゼという酵素が活性化されること、などをきっかけとして合併症が生じることが指摘されています。加えて動脈硬化を引き起こす悪玉コレステロールや血液凝固が亢進して血液のかたまり（血栓）を生じやすくなることなども関連します。

いずれにしても、糖尿病ではおそらく複数の要因が複雑に絡み合い、全身に多彩な合併症を生じることが特徴なのです。

糖尿病の慢性合併症は、大きく3種類に分けられます。「細小血管症」（細い血管に起こる合併症）、「大血管症」（太い血管に起こる合併症）、そ

図2-5

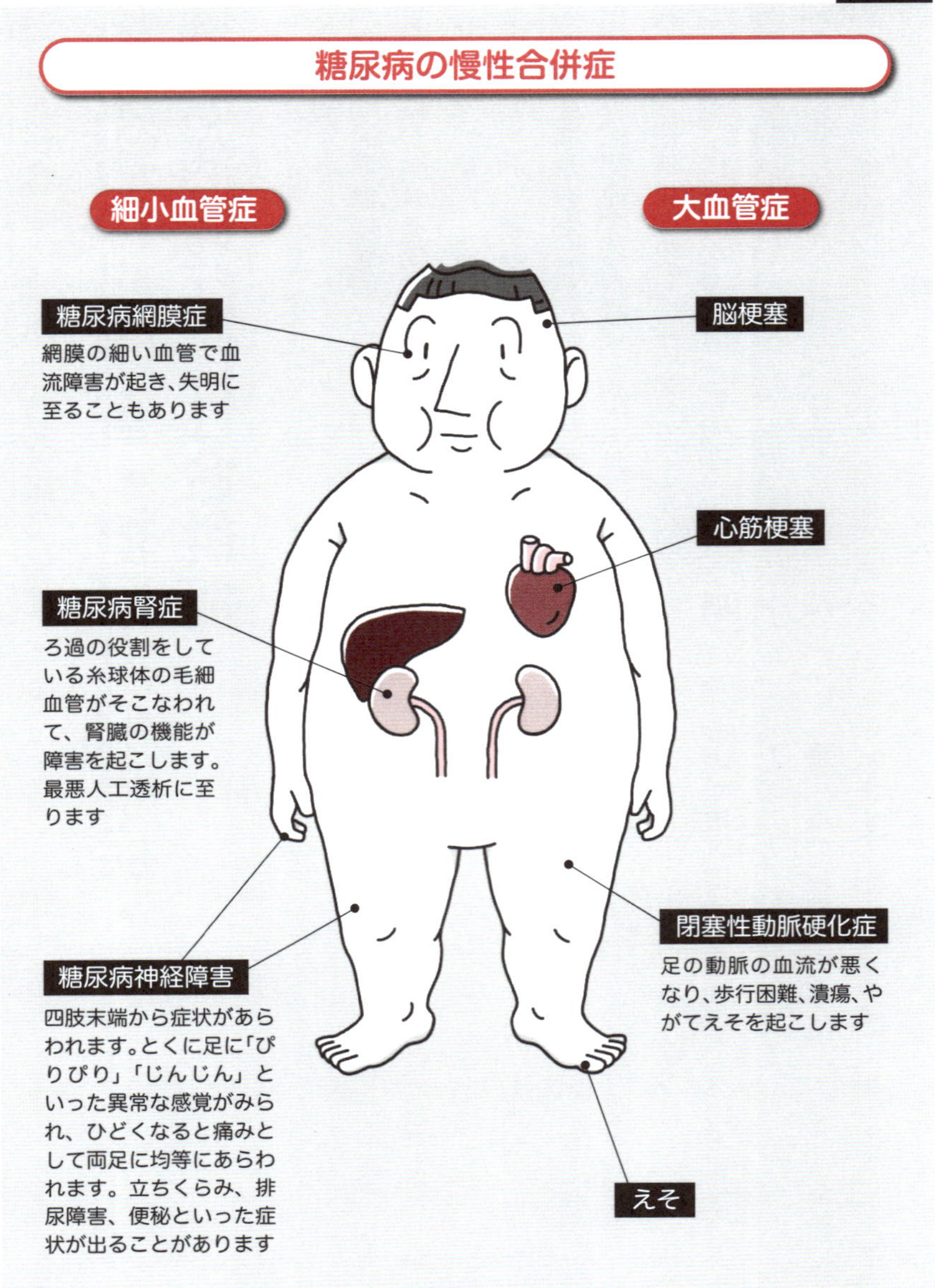
糖尿病の慢性合併症
細小血管症
大血管症
糖尿病網膜症
網膜の細い血管で血流障害が起き、失明に至ることもあります
脳梗塞
心筋梗塞
糖尿病腎症
ろ過の役割をしている糸球体の毛細血管がそこなわれて、腎臓の機能が障害を起こします。最悪人工透析に至ります
閉塞性動脈硬化症
足の動脈の血流が悪くなり、歩行困難、潰瘍、やがてえそを起こします
糖尿病神経障害
四肢末端から症状があらわれます。とくに足に「ぴりぴり」「じんじん」といった異常な感覚がみられ、ひどくなると痛みとして両足に均等にあらわれます。立ちくらみ、排尿障害、便秘といった症状が出ることがあります
えそ

の他の合併症です（図2-5参照）。

このうち「糖尿病の3大合併症」として知られる網膜症、腎症、神経障害は細小血管症に位置づけられ、もっとも糖尿病らしい合併症といえるでしょう。よく、なぜ眼底（網膜）？　なぜ腎臓？　と聞かれますが、まさに眼底や腎臓は細かい血管が走っている場所であり、その点でもっとも高血糖の影響を受けやすい場所となります。同様に全身に細かく張りめぐらされた神経のネットワークも、糖尿病で障害を受けやすい組織なのです。

## 糖尿病神経障害

慢性合併症のうちで、もっとも早くあらわれるのが糖尿病神経障害です。神経障害はさらに「多発神経障害」と「単神経障害」に分けられます。

### 多発神経障害

広汎性左右対称性神経障害ともいい、さらに「感覚神経障害」と「自律神経障害」に分けられます。通常糖尿病神経障害といえば、多発神経障害をその典型として考えます。

感覚神経障害では、四肢末端から症状があらわれます。とくに足に「ぴりぴり」「じんじん」といった異常な感覚がみられ、ひどくなると痛みとして両足に均等にあらわれます。足の裏（足底）の、「何か砂利のようなものを踏んだような、変な感じ」はよく患者さんが訴える症状のひとつです。症状が進むと両手にも症状があらわれ、よく**手袋・靴下型**などと表現されます。しかし放置していると、むしろ感覚が鈍くなり、ケガや火傷に気づきにくくなったり、靴擦れなどのちょっとした傷がなかなか治らずに放置され、化膿したり壊疽《えそ》を起こしたりする原因になります。むしろ、**感じないことのほうが怖い**のです。このほか、足がつる（とくに夜間睡眠中）などもよくみられる症状です。

一方、自律神経障害は名称としては知られていないかもしれませんが、じつは身近な症状としてあらわれます。自律神経は、感覚や自発的な運動とは別に、循環・呼吸・消化といった生命の維持のためにはたらく器官をコントロールしている神経で、これが損なわれることで、立ちくらみ、排尿障害、便秘、男性の場合は勃起障害といった症状が出ることがあります。

## 単神経障害

神経に酸素や栄養を与えている血管がつまることで、その神経が働かなくなり起こるとされています。眼球運動をコントロールする神経が障害されれば、「外眼筋麻痺」を生じ、片方の目が動かなくなって複視（ものが二重に見える）を起こします。「顔面神経麻痺」を起こすこともあります。

# 糖尿病網膜症

網膜症は失明の原因となる病気として、わが国では緑内障に次いで第2位となっています。死に直結する合併症ではないとはいえ、視力の低下や失明を招いて、日常生活がいちじるしく損なわれるやっかいな合併症です。

網膜は眼底にある薄い神経の膜で、光や色を感じる神経細胞が敷きつめられ、そこに無数の細かい血管が張りめぐらされています。血糖が高い状態が長く続くと、網膜の細い血管は少しずつ損傷を受け、変形したりつまったりします。

糖尿病網膜症は、個人差はありますが、次のような段階を経て進行していきます。

### ①単純網膜症

網膜の毛細血管の血管壁がふくれて小さなこぶ（毛細血管瘤）ができ、血管が破れて小さな出血が起こったり、血管から漏れ出た血液成分に

図2-6

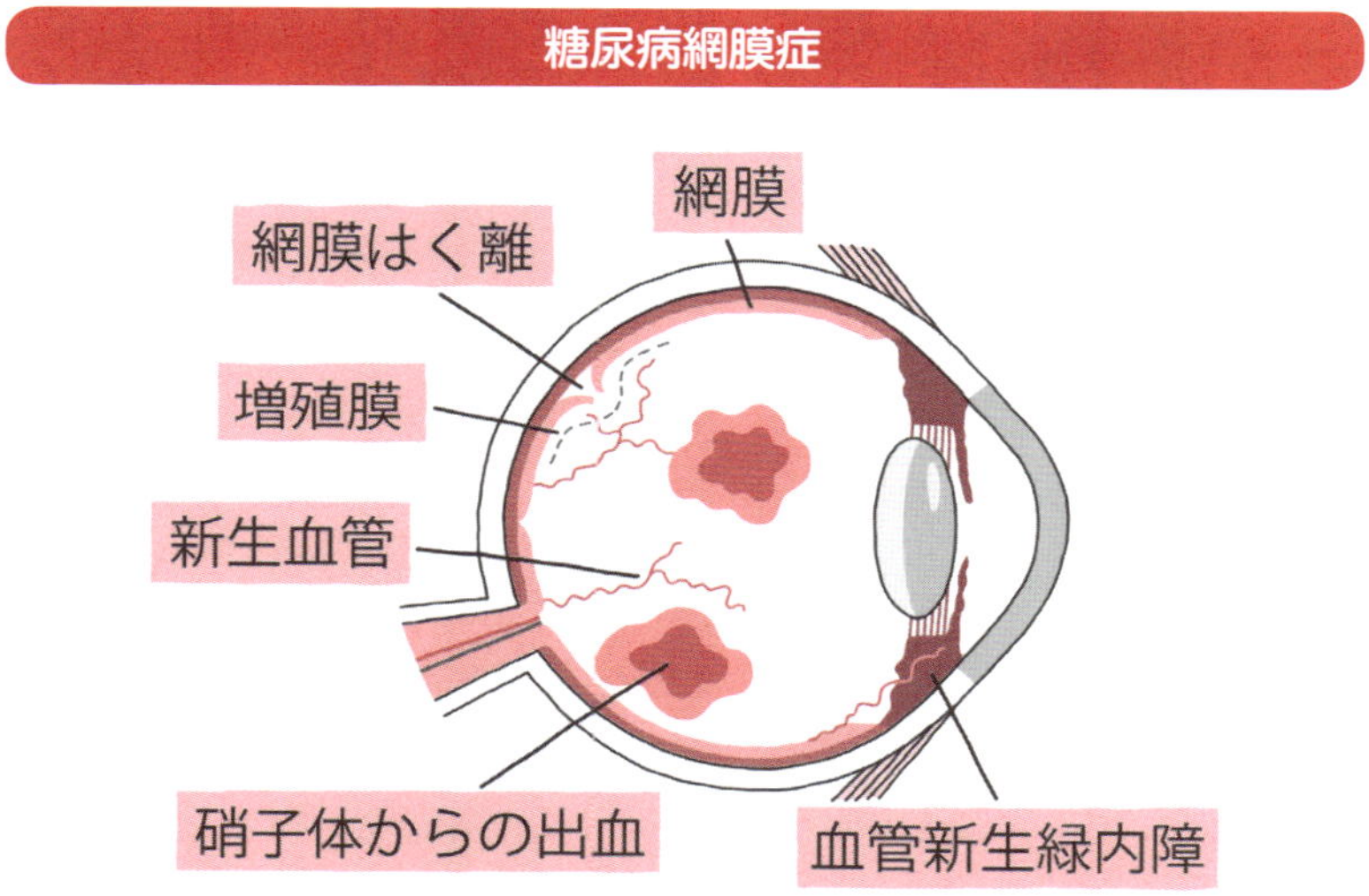


よりしみ（硬性白斑）ができたりします。この段階では自覚症状はありませんが、血糖コントロールをしっかりおこなえば異常が消えてなくなることもあります。

## ②前増殖網膜症

細い血管が網膜の広い範囲でつまりはじめ、血流障害（虚血）が起こります。眼底検査で小さな白いしみ（軟性白斑）も観察され、かすみなどの症状を自覚する人も多いのですが、まったく自覚症状がないこともあります。この段階では、血糖コントロールに加えてレーザーを使った網膜光凝固術をおこない、症状の進行を抑えます。

## ③増殖網膜症

血管のつまりが広範囲に及ぶと、酸素不足を補おうとして、新しい血管（新生血管）が網膜や硝子体に発生、伸びていきます。新生血管はもろく破れやすいので容易に出血を起こします。

硝子体に出血すると、視野に黒い影やゴミのようなものが見える「飛蚊症」と呼ばれる症状を自覚したり、出血量が多いと急な視力低下を自覚したりします。また、増殖組織といわれる線維性の膜が出現し、これが網膜を引っ張って網膜剥離（牽引性網膜剥離）を起こすことがあります（図2-6）。

この段階では失明の危険が高くなるので、手術が必要になりますが、手術をしても視力が回復しないこともあります。またこの段階では、血糖のコントロールにかかわらず症状が進行し続けます。

### ④糖尿病黄斑症

ものを見るときにもっとも大切な場所（黄斑部と言います）に網膜症が起こり、むくみが生じたりするといちじるしく視力が損なわれることになります。これを黄斑症といって区別しています。

## 糖尿病腎症

糖尿病腎症は、人工透析をおこなう原因となる病気の第1位です。人工透析は定期的に医療機関に通っておこなわなければならず、日常生活の制限も大きくなります。また、人工透析には多額の費用がかかることもあり、年々増大する医療費を抑制するという意味でも、何としても防がなければなりません。

腎臓の仕事は、血液をろ過して老廃物を尿から体外へと排出させることです。糖尿病腎症になると、ろ過の役割をしている糸球体の毛細血管がそこなわれて、腎臓の機能が障害されてしまいます。より早期の段階で発見し適切な治療をおこなえば、腎不全という最悪の事態は回避できます。逆にある程度以上に進行してしまったら、あとは透析に向って一直線ともなりかねません。正しい認識をもって、糖尿病の管理をおこなうことが必要です。

## 検査方法

早期の腎症を発見するためには、「微量アルブミン尿検査」が有用です。アルブミンはタンパク質の一種です。タンパク質は身体に必要なものなので、尿中に排泄されることはほとんどありません。糖尿病によって糸球体のダメージがひどくなるに従い、尿から排出されるタンパク量が増えます。たとえ尿検査でタンパクが陰性（−）であっても、尿中の微量なレベルのアルブミンを測定することにより、腎臓に異常が起こっていることを早期に見つけることができます。腎症が進めば、いよいよ尿タンパクが陽性となり、（＋）から（3＋）へと排出量が増えていきます。

尿中にある程度以上タンパクが漏れるようになると、今度は血液中のタンパクが減り、これはむくみを来す原因となります。重症になるとネフローゼ症候群といって、全身のむくみを主徴とする病態があらわれますが、糖尿病が原因の場合には有効な治療法がなく、大きな問題となります。

一方、腎機能低下の程度を把握するには、血液中のクレアチニン濃度を測定します。腎機能の低下にともない、老廃物の一種であるクレアチニンの血中濃度が高くなります。最近では血中クレアチニン値をもとに年齢や性別で調整して算出する「eGFR（推算糸球体ろ過量）」という値が腎機能評価の指標として使われています。

おもにこれら2つの検査の結果から、糖尿病腎症の病期は5期に分けられます。

## 病期

### 第1期（腎症前期）

腎症の潜在期で、自覚症状はなく検査値も正常範囲内です。治療は血糖コントロールが中心です。

### 第2期（早期腎症期）

自覚症状はなく検査値も正常範囲内ですが、微量アルブミン尿がみられます。この段階で厳格な血糖、および血圧のコントロールをおこなえば、腎症の進行を阻止できます。

生活のポイントは、腎臓への負担を少なくするために、タンパク質や塩分の過剰な摂取を控えます。

### 第3期（顕性腎症期）

尿検査で持続的にタンパク尿が検出されます。さらに進行すると、血圧が上昇したり、足にむくみ（浮腫）がみられたりするようになります。

ここまで病期が進むと、血糖コントロールだけでは進行を阻止できません。塩分制限とより厳格なタンパク制限食を始めます。

### 第4期（腎不全期）

腎機能の低下がさらに顕著となり、貧血、浮腫、全身倦怠感などの症状がみられるようになります。厳格な塩分制限と低タンパク食、必要に応じて水分の制限もおこないます。同時に、透析導入の時期について検討します。

### 第5期（透析療法期）

腎不全による尿毒症を避けるために、人工透析を導入します。尿毒症とは、体内の老廃物を尿中に排泄できなくなって血液中に有害な物質が多くなったり、逆に、身体に必要な成分が尿中に排泄されたりするために起こる病気の総称で、放置すると死に至ります。

人工透析は、血液透析と腹膜透析の2種類に分けられます。血液透析は一般的には病院でおこない、週3回、1回に4～5時間を要します。そのため仕事などが続けられなくなったりするなど、生活がいちじるしく制限されます。腹膜透析は自宅でできますが、感染症の問題など、しっかりと管理をおこなうことが要求されます。血液透析でも最近では在宅透析ができる場合もあります。

また、可能であれば腎移植も検討します。

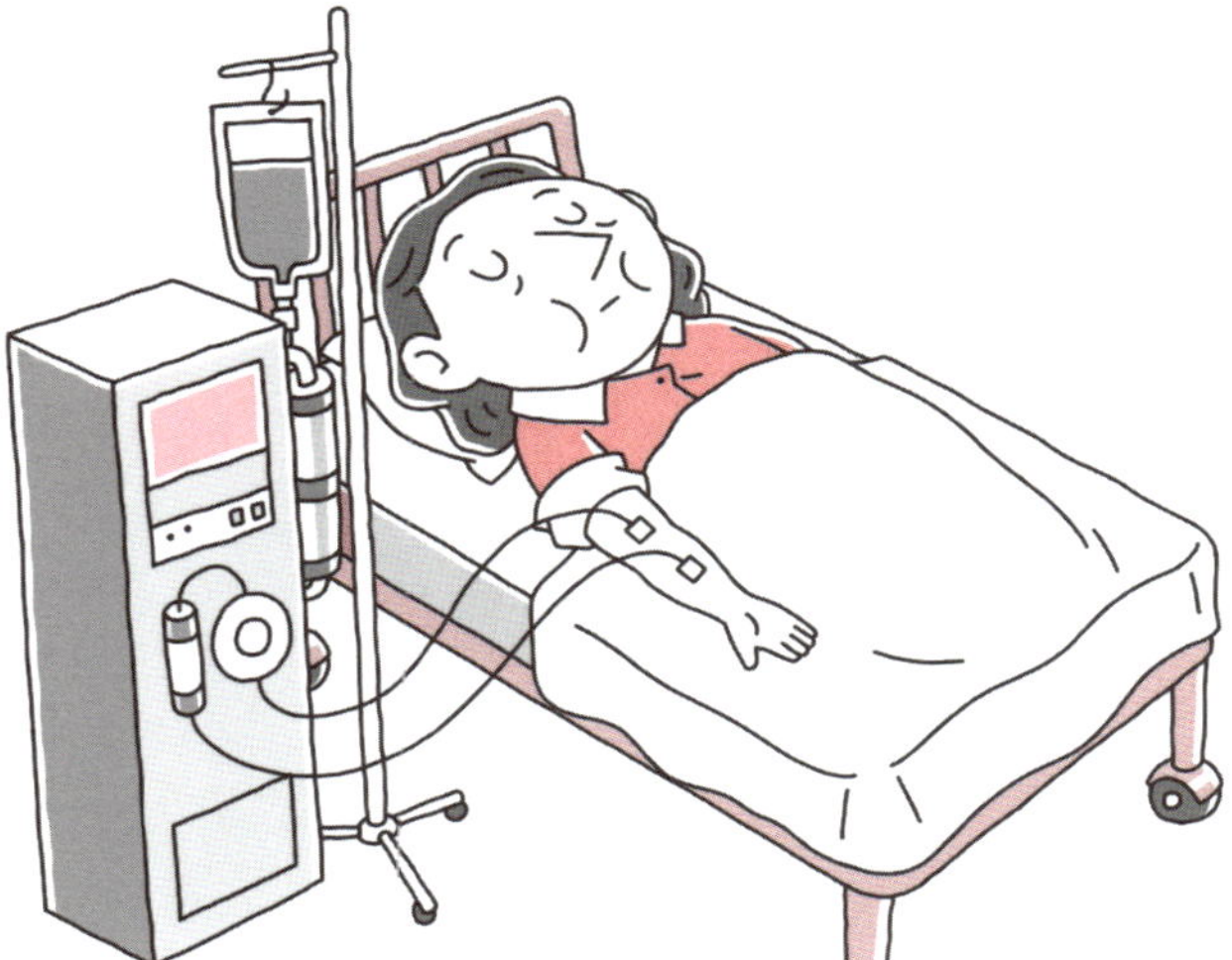

慢性合併症——大血管症とその他の合併症

# 動脈硬化・糖尿病足病変・歯周病・認知症

## 大血管症とは

高血糖の状態が続くと、太い血管では動脈硬化が起こります。動脈硬化は誰しも年齢とともに進むものですが、糖尿病をはじめ、脂質異常症（高脂血症）、高血圧、喫煙などによって、より進みやすくなります。

動脈硬化とは、動脈の壁が厚くなったり、硬くなったりして本来の構造が壊れ、血管が狭くなったり（狭窄）、血栓を生じて血管をつまらせたり（梗塞）する病変の総称です。病理学で「粥《じゅく》状《じょう》動脈硬化」と称されているものが糖尿病に多くみられる病変です。ここではそれについて説明します。

血管は、「内膜」「中膜」「外膜」の3つの層からできています。内膜のなかにいるマクロファージという細胞が血液中の過剰なコレステロールを取り込み、蓄積され、しだいに内側に向かってふくらみ、血管が狭くなります。このふくらみをお粥《かゆ》に例えて「粥腫《じゅくしゅ》」と呼び、「粥状動脈硬化」という名称がついたのですが、まさにお粥のように崩れやすく血液の固まり（血栓）を生じます。血栓が血管につまって血流が途絶えると、心臓の血管（冠動脈）で起これば狭心症や心筋梗塞、脳血管で起これば脳梗塞、足で起これば閉塞性動脈硬化症を引き起こすことになるのです。これら動脈硬化性の糖尿病合併症が「大血管症」です。

## その他の合併症

次のようなものが起こりやすくなります。

### 糖尿病足病変

糖尿病になると、細菌などに対する抵抗力が低下するため、白癬《はくせん》菌症（水虫）に感染しやすくなります。また、糖尿病神経障害が進むと痛みを感じにくくなるため、ちょっとした傷などにも気づかず、つい放置されてしまいます。糖尿病では傷が治りにくく、感染を起こしやすいため化膿し、炎症を生じて初めて気づくことがあります。

もっとも恐ろしいのは、壊疽《えそ》という、足に潰瘍を生じ、栄養や酸素の供給が途絶え、組織が腐って死んでしまう状態です。治療は困難で、やむなく足を切断することもあります。

壊疽は足に起こる病変とはいえ、糖尿病合併症が集約して生じた、もっとも怖ろしい合併症ということができます。すなわち、傷が治りにくい（創傷治癒遅延）、感染を起こしやすい（免疫力低下）、血流が悪くて酸素や栄養が行きわたらない（末梢循環障害）、感覚が鈍くなり（感覚神経障害）、ときには視力障害（網膜症）のため傷があっても気づかず放置されやすい、など複合的な要因から生じるのです。局所の感染から敗血症（細菌の毒素が全身にまわる）を起こしてショックや死亡に至る、究極の合併症といえるかもしれません。

### 歯周病

血糖コントロールがうまくいかないと、歯周病を起こしやすくなるといわれています。また逆に、歯周病が重くなると血糖コントロールが難しくなります。そのため、プラークコントロールなどの口腔ケアや必要に応じて歯科受診をするなどして、歯周病を予防または治療することが大切です。

歯周病はさらに、先述した心筋梗塞などの動脈硬化性疾患や感染症性心内膜炎、呼吸器疾患、低体重児出産などを引き起こす誘因となる可能性も指摘されています。

## 認知症

糖尿病では脳梗塞を起こしやすく、それに起因する認知障害を生じるリスクは当然高くなりますが、アルツハイマー型認知症のリスクも高い（非糖尿病の2〜4倍）という結果が出ています。また、血糖管理にともなって起こる低血糖が認知症の原因になる可能性も考えられます。認知症になると、食事・運動といった生活や服薬、インスリン注射など病気の自己管理に支障を来し、治療が難しくなります。超高齢化社会を迎えたわが国にとって、認知症をともなう糖尿病の対策も大きな問題です。

さて、糖尿病治療の究極の目的は、これらの慢性合併症をいかに起こさずに、患者さんの生活の質（ＱＯＬ）を維持して、健康人同様に寿命を全うすることです。また、すでに合併症が生じてしまった場合でも、適正な管理をおこなうことによって、さらなる進行を防ぐことにあります。そのために、医師および医療スタッフと相談しながら正しい知識を身につけ、自分の問題点を明らかにし、自分にとって最適・最良の治療法を実践していただきたいと思います。

# 第3章

# 糖尿病と診断されたときの対策法

## 糖尿病の診断はどのようにされるか

# 一般の検査でわかること

### 健康診断で糖尿病が疑われたときが大切
### ～結果をどう考えたらよいか

糖尿病は、血液検査で診断します。どんなに明らかな症状があったとしても、血液検査をおこなわなければ診断は確定しません。言いかえれば、糖尿病と診断する条件（「診断基準」と言います）が明確に定められています。それについて解説しましょう。

糖尿病の診断に使われる検査は2つ、血糖値とヘモグロビンA1c（エー・ワン・シーと読みます）です。いずれも血液で測ります。

血糖値は正確には血液中のブドウ糖（グルコース）の濃度のことであり、健康な人では1デシリットル（100cc）あたり100mg前後に保たれています。より厳密にいうと、通常は静脈の血漿（白血球・赤血球・血小板などの細胞成分を除いた血液成分）のブドウ糖濃度です。とくに空腹時血糖という場合は、朝まで10時間以上絶食した状態で採血、測定されたものをいい、たいてい健康診断や人間ドックではこれを測ります。

血糖値は糖尿病の診断の基本になるものではありますが、食事や運動、ストレス、ホルモンや自律神経などの影響を受けて変動します。その点では、**慢性的に血糖値の高い状態**を証明するためにはくり返し血糖値を測定しなければな

図3-1

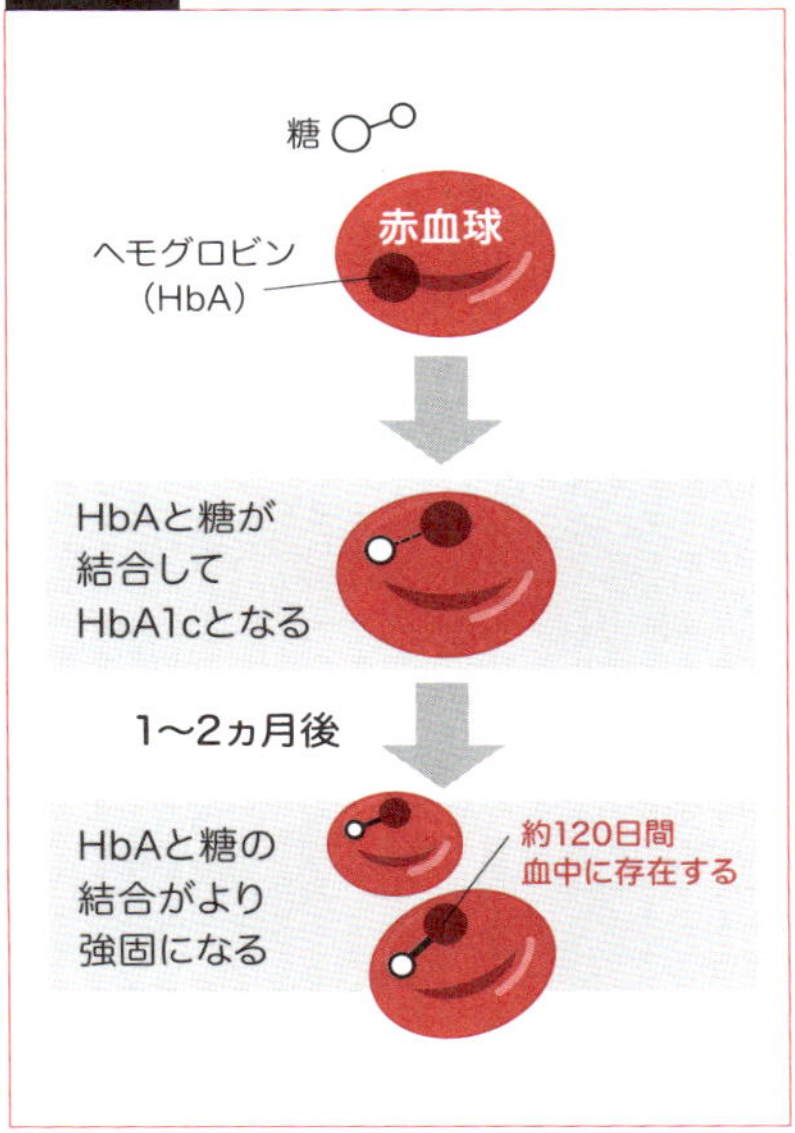

糖
赤血球
ヘモグロビン（HbA）
HbAと糖が結合してHbA1cとなる
1～2ヵ月後
HbAと糖の結合がより強固になる
約120日間血中に存在する

らないことになります。

これに対してヘモグロビンA1c（HbA1c）は、採血時からさかのぼって1～2か月間の平均血糖値を示すもので、普段の血糖値の状況を知るためには、とても便利な検査です。もちろん糖尿病の診断にとっても有用です。

ヘモグロビンA1c（HbA1c）とは、赤血球のなかに存在する酸素を運ぶ役割のヘモグロビンが、血液中のブドウ糖と結びついてできたものです。血液中の糖が多ければ多いほど、つまり血糖値が高いほどヘモグロビンとの結びつきが増えます（図3-1）。

赤血球の寿命は約120日とされており、ヘモグロビンA1cの値は、その半分くらいにあたる1～2か月の時期の血糖値の平均を反映するというわけです。同様に血糖値の平均をあらわす検査にグリコアルブミンがあり、こちらは2週間～1か月ぐらいの状態がわかります（この活用法については後述します）。

さて、それではこれらの検査の結果をどう解釈し、どのように糖尿病の診断に結びつけるかということについて説明しましょう。

まずは血糖値ですが、空腹時血糖値は110mg／dℓ未満が正常範囲とされています。ただし、日本糖尿病学会では、空腹時血糖値が100～109mg／dℓの場合、正常範囲ではあっても糖尿病になる（あるいはなっている）可能性が高く、あえて「正常高値」と位置づけて、注意をうながしています（図3-2）。

一方、ヘモグロビンA1cは正常な人で5％前後ですが、この解釈には注意が必要です。というのは、多くの医療機関で「基準値」を6・2％ぐらいまでとされているのですが、実際にはこれは「正常値」ではないからです。

ちなみにメタボ健診では5・6〜5・9％で「要保健指導（レベル1）」となり、食生活等について指導を受けるよう通知が来ます。つまり「基準値」内でも高めの数値であれば、糖尿病予備群あるいは糖尿病の可能性が否定できないということです。

いずれにしても、この2つの検査のうちどちらか1つを測定し、その結果が「正常」か「異常」か、ということでは、糖尿病の診断はできないことにご注意ください。

それでは、糖尿病の診断は実際、どのように確定するのか、説明します。

◎「前糖尿病」状態の血糖レベル

図3-2

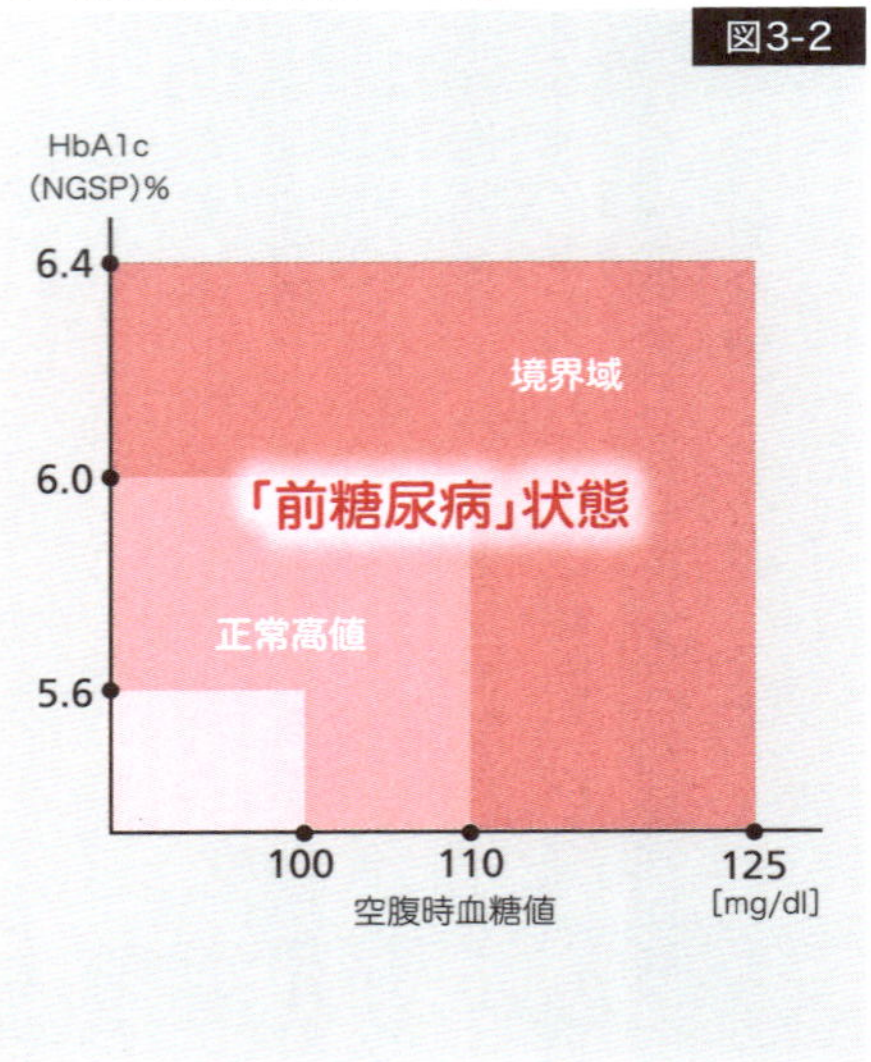


## 病院でおこなわれる検査

健康診断やたまたまおこなった検査で糖尿病の可能性が疑われたら、内科、できれば糖尿病専門医がいる医療機関を受診してください。そこでは、一定の基準にそって糖尿病の診断のための検査をおこなうことになります。

たいていは血糖値とヘモグロビンA1cの測

定がおこなわれますが、検査のタイミングによって、血糖値は次に紹介する3種類のうちのいずれかによって判定されます。この基準に該当すると、まずは「糖尿病型」（「糖尿病」ではありません）と判定され、診断のための1つの条件となります。

● 随時血糖検査（200mg／dℓ以上）
食後からの時間を決めないで採血し、血糖値を測ります。

● 早朝空腹時血糖検査（126mg／dℓ以上）
検査当日の朝食を抜いた状態でおこないます。

● 75gOGTT〈75g経口ブドウ糖負荷試験〉（ブドウ糖負荷後2時間値が200mg／dℓ以上）
（詳細は後述）

一方、ヘモグロビンA1cの結果については6・5％以上だった場合に「糖尿病型」と判定されます。

ちなみに早朝空腹時血糖値が110mg／dℓ未満および75gOGTTの2時間値が140mg／dℓ未満が確認された場合には「正常型」と判断します。そして、上記の「糖尿病型」にも「正常型」にも該当しない、いわゆるグレイゾーンが「境界型」と判定されるのです。

## 検査による判定、診断

以上の条件をもとに、いよいよ糖尿病の診断のプロセスに入ります（図3-4）。まずは、血糖値とヘモグロビンA1cのどちらも「糖尿病型」の判定になれば、その時点で糖尿病と診断されます。

「糖尿病型」の判定が1つの場合は、別の日にもう一度検査をします。そこでふたたび血糖値に異常があって「糖尿病型」と診断されれば、糖尿病と診断されます。すなわち、「糖尿病型」が少なくとも2回確認されることが診断確定に必要だということです。

ただし、「糖尿病型」判定が1つでも、口が渇く、水分を多く飲む、尿が多く出る、とくに何もしていないのに体重が減った、のいずれかの高血糖による症状が認められれば、初回の検査だけでも糖尿病と診断されます。

### ✚ 75gOGTT（75g経口ブドウ糖負荷試験）について

一定量のブドウ糖を摂取（負荷）したときの血糖値の上昇の度合いを見て、血糖値の調節能力（耐糖能または糖忍容力ともいいます）を評価する検査です。この試験により、「糖尿病型」「境界型」「正常型」のいずれであるかが、より詳細かつ明確にわかります。

実際には、検査当日の朝まで10時間以上絶食した状態で採血し、空腹時血糖値を測ります。

図3-3

◎ 75gOGTTをおこなうことが推奨される人

| | 強く推奨される人 | 検査を望まれる人 |
|---|---|---|
| | 血糖値・ヘモグロビンA1cの値は「糖尿病型」ではないが、糖尿病の可能性が否定しきれない人 | 将来糖尿病を発症するリスクが高いと考えられる人（とくに高血圧・脂質異常症・肥満など動脈硬化のリスク因子がある人 |
| 空腹時血糖値 | 110～125mg/dl | 100～109mg/dl |
| 随時血糖値 | 140～199mg/dl | |
| HbA1c | 6.0～6.4% | 5.6～5.9% |

図3-4

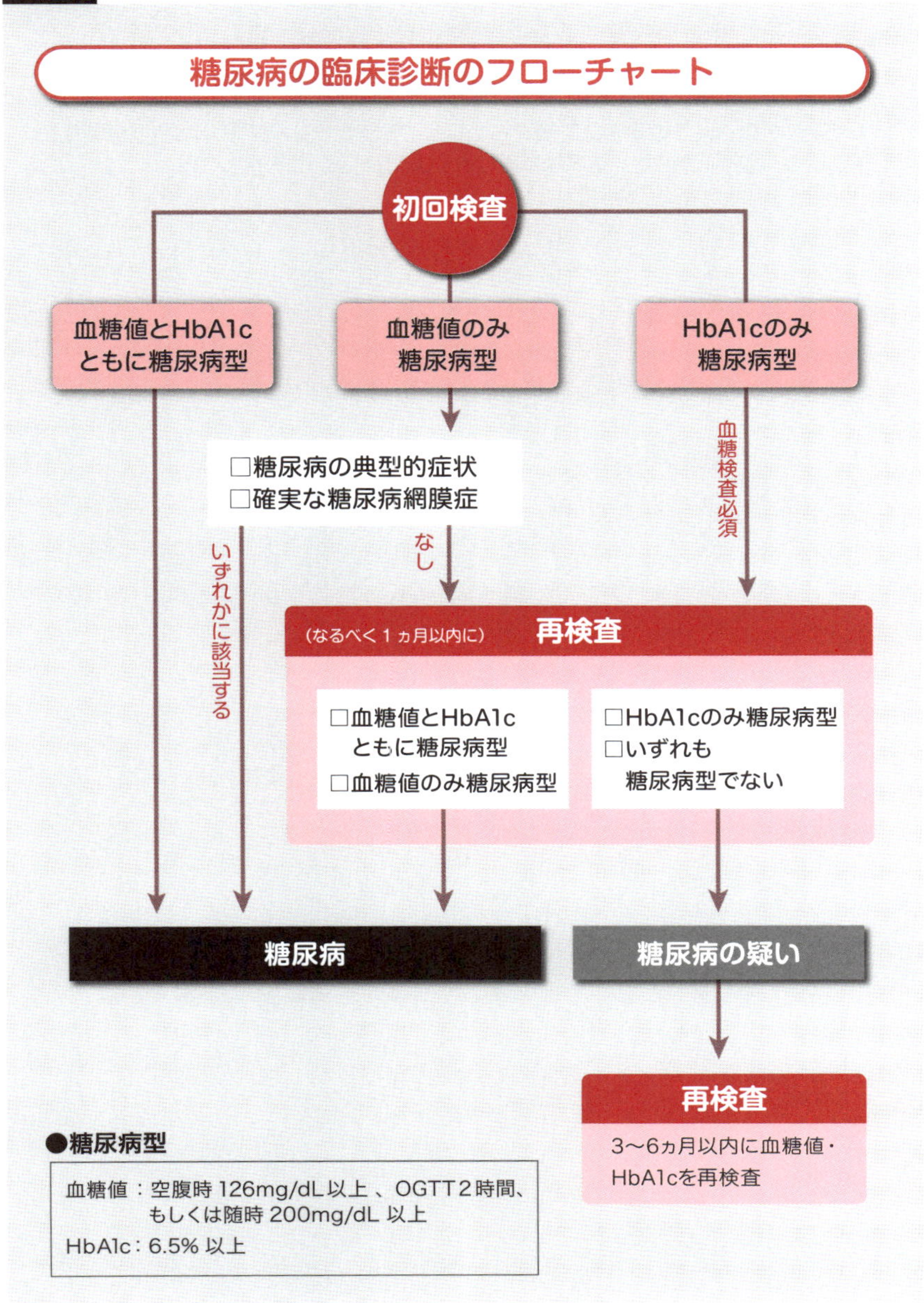
糖尿病の臨床診断のフローチャート
初回検査
血糖値とHbA1c ともに糖尿病型
血糖値のみ 糖尿病型
HbA1cのみ 糖尿病型
□糖尿病の典型的症状
□確実な糖尿病網膜症
いずれかに該当する
なし
血糖検査必須
(なるべく1ヵ月以内に)
再検査
□血糖値とHbA1c ともに糖尿病型
□血糖値のみ糖尿病型
□HbA1cのみ糖尿病型
□いずれも 糖尿病型でない
糖尿病
糖尿病の疑い
再検査
3〜6ヵ月以内に血糖値・HbA1cを再検査
●糖尿病型
血糖値：空腹時126mg/dL以上、OGTT2時間、もしくは随時200mg/dL以上
HbA1c：6.5%以上

図3-5

$$\text{インスリン分泌指数（Insulinogenic Index）} = \frac{\text{（負荷後30分インスリン値－空腹時インスリン値）}}{\text{（負荷後30分血糖値－空腹時血糖値）}}$$

この指数が0.4以下の場合は膵臓から速やかに分泌されるインスリン（初期分泌能）が乏しく、境界型の場合、糖尿病を発症するリスクが高いと予測される。

その後、ブドウ糖液（ブドウ糖75gを水に溶かしたもの、またはデンプン分解産物相当量）を飲み、30分、1時間、2時間後に血糖値を測ります。このうち、空腹時と負荷後2時間の血糖値によって判定区分が決定されるのです（図3-3）。

前述のように、血糖値とヘモグロビンA1cの測定によって糖尿病を診断することは可能ですから、この検査は必須ではありません。しかし、糖尿病の疑いが強い人や将来、糖尿病を発症するリスクが高い人にとっては、有意義な検査です（75gOGTTをおこなうことが推奨される人）。

とくに負荷後30分、1時間の血糖値や、血糖値と同時に血液中のインスリン値を測ることによって、糖尿病の体質や将来の発症リスクを知ることができるからです。なかでも、空腹時から負荷後30分にかけての血糖値とインスリン値の上昇の度合いから算出される指数（インスリン分泌指数、insulinogenic index 図3-5）はブドウ糖が身体に吸収される際、速やかに分泌されるインスリンの量をあらわし、糖尿病あるいは境界型の人にとって重要な情報となります。

## 「境界型について～「まだ大丈夫」ではない！

糖尿病ではないけれども、正常とはいえない高血糖状態、そしてそのまま過ごせば今後糖尿病になる可能性が高いと推測される状況が「境界型」です。具体的には、上記の検査結果で「糖尿病型」にも「正常型」にも当てはまらない場合が「境界型」と判定されます。

「境界型」は、さらに2種類に分けられます。空腹時血糖値が正常より高い境界型（空腹時血糖異常、IFG）と、75gOGTTの負荷後2時間血糖値が高い境界型（耐糖能異常、IGT）です（図3-6）。

さて、境界型と判定された場合、どのように考えればいいのでしょうか？

「よかった、まだ糖尿病にはなっていない」と、ほっとひと安心なのか。それとも、自分はいつ糖尿病になってしまうのだろう？　と心配すべきなのか。

境界型といわれた人にとって、注意すべきことは2つあります。第一に、境界型であることはすでに**動脈硬化を進めるリスクがある**、ということ。そして2つめは、**将来糖尿病を発症する可能性**です。

これまでの多くの研究から、糖尿病ほどではないとしても、すでに境界型レベルでは明らかに正常の人に比べて動脈硬化性疾患（狭心症や心筋梗塞などの冠動脈疾患や脳梗塞など）が起こりやすいという結果が出されています。

人は誰しも年齢とともに動脈硬化が進行していきます。極端にいえば、10代からその変化が起こりはじめているようです。よく知られているように、高血圧、血液中の悪玉（LDL）コ

◎血糖値の判定部分　図3-6

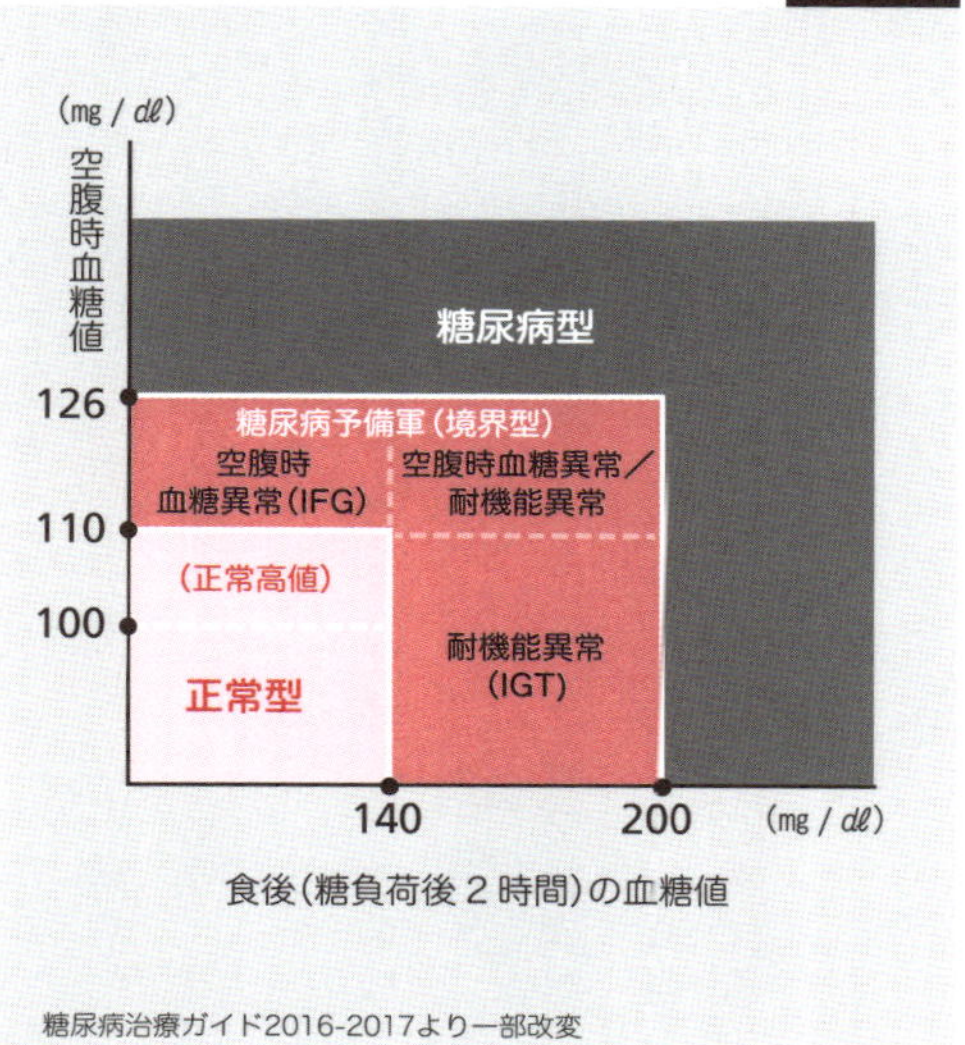


糖尿病治療ガイド2016-2017より一部改変

レステロールや中性脂肪が高いなどの脂質異常症、喫煙、肥満など動脈硬化を促進するもの（危険因子またはリスク因子と呼びます）がいくつかありますが、糖尿病および耐糖能異常はその代表ともいえます。

　とくにメタボリックシンドローム（53ページ参照）と判定された方は、内臓脂肪の蓄積を基盤として高血圧または脂質異常症（高中性脂肪血症）を併発するため、動脈硬化のリスクも相当高いことになります。食事・運動など生活指導を受け、食生活と運動習慣についての是正によって、少しでもリスクを減らすことが大切です。

　次に糖尿病発症のリスクについてですが、「境界型」とひと口にいっても、糖尿病のなりやすさは一様ではありません。一般に境界型のうち年間４～６％（約20人にひとり）が糖尿病になるとされていますが、とくに近い将来に糖尿病になる危険性が高いのは、境界型糖尿病のうち負荷後２時間値が１７０mg／dℓ以上の人で、それ未満の人に比べて２・５～３・５倍高い発症率と報告されています。また、「正常型」であっても、負荷後１時間値が１８０mg／dℓ以上の人は糖尿病になるリスクが高く、ＩＦＧ（空腹時血糖異常）も油断はできません。いずれにしても「まだ大丈夫」ではなく、「（糖尿病に）なったらますます大変！」と心して対策を講じることです。

　境界型の人は、いうなれば**健康体に戻れるか糖尿病に進むかの分かれ道**に立っているのです。むしろこれをチャンスととらえて、生活習慣を整え、今後の健康管理に十分留意していただきたいと思います。「一病息災」という言葉どおり、何も異常がない（と思い込んでいる）からまったく注意しない人より、日々の生活を大切にすることで健康で長生きできるかもしれないのですから。

## 正常高値とは？

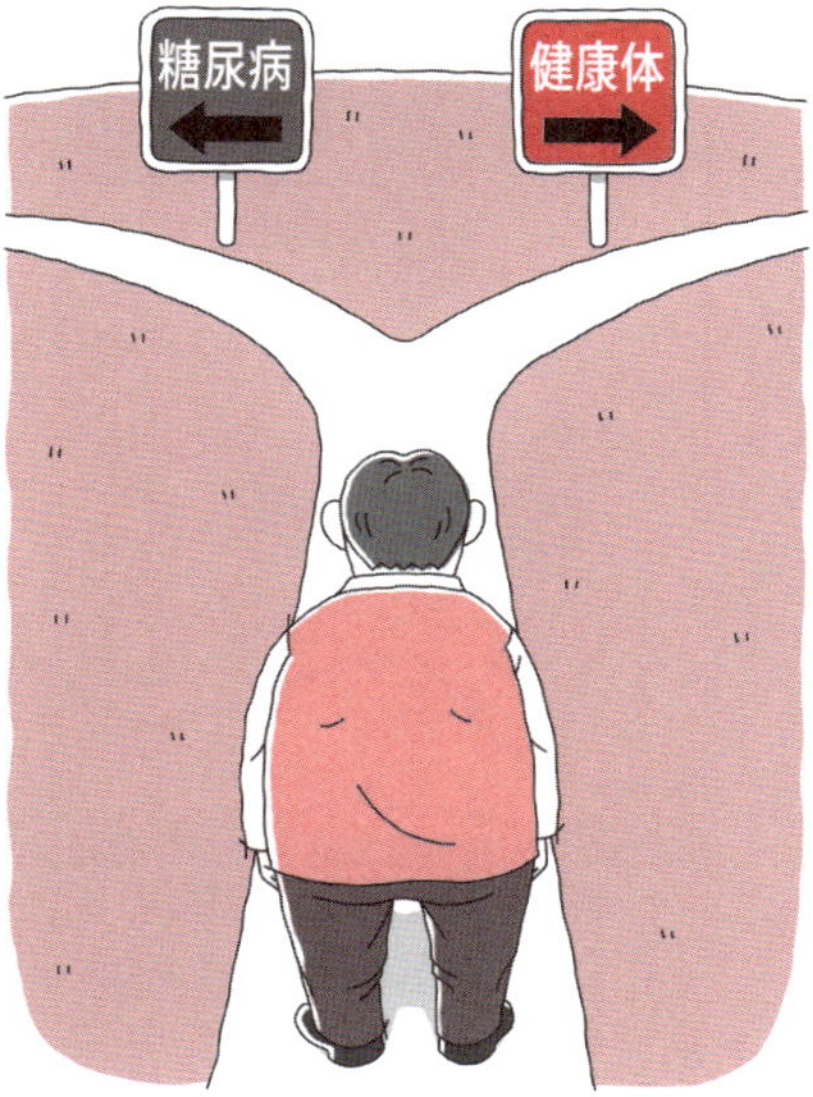


糖尿病の診断に使われている、空腹時血糖値の正常値との境界ラインは、世界保健機関（WHO）や日本では１１０mg／dℓとしていますが、米国では１００mg／dℓとしており、必ずしも世界で統一されてはいません。そこで、国立がん研究センターが空腹時血糖値と2型糖尿病の発症率に関する大規模な研究（JPHCスタディ）をおこなった結果、日本でも空腹時血糖値が１００〜１０９mg／dℓの人たちは、正常範囲とはいえ糖尿病のリスクが高いことから区別して「正常高値」と判定すべきであること、そして、適切な保健指導を受けて生活改善に努めることが望ましいとしています。

何ごとも早めの対応が肝心、思い立ったが吉日です。「正常高値」と判定された方はぜひ、動脈硬化予防・糖尿病予防のために生活習慣を見直して、「正常型への道」を目指してください。

## 糖尿病の体質（病態）を知る検査「インスリン分泌能」「インスリン抵抗性」

糖尿病は**インスリンの作用不足**によって高血糖状態を引き起こす病気だと説明しました。ですから、自分のインスリンがどのくらい（膵臓から）出ていて、どのくらい効いているのか、

図3-7

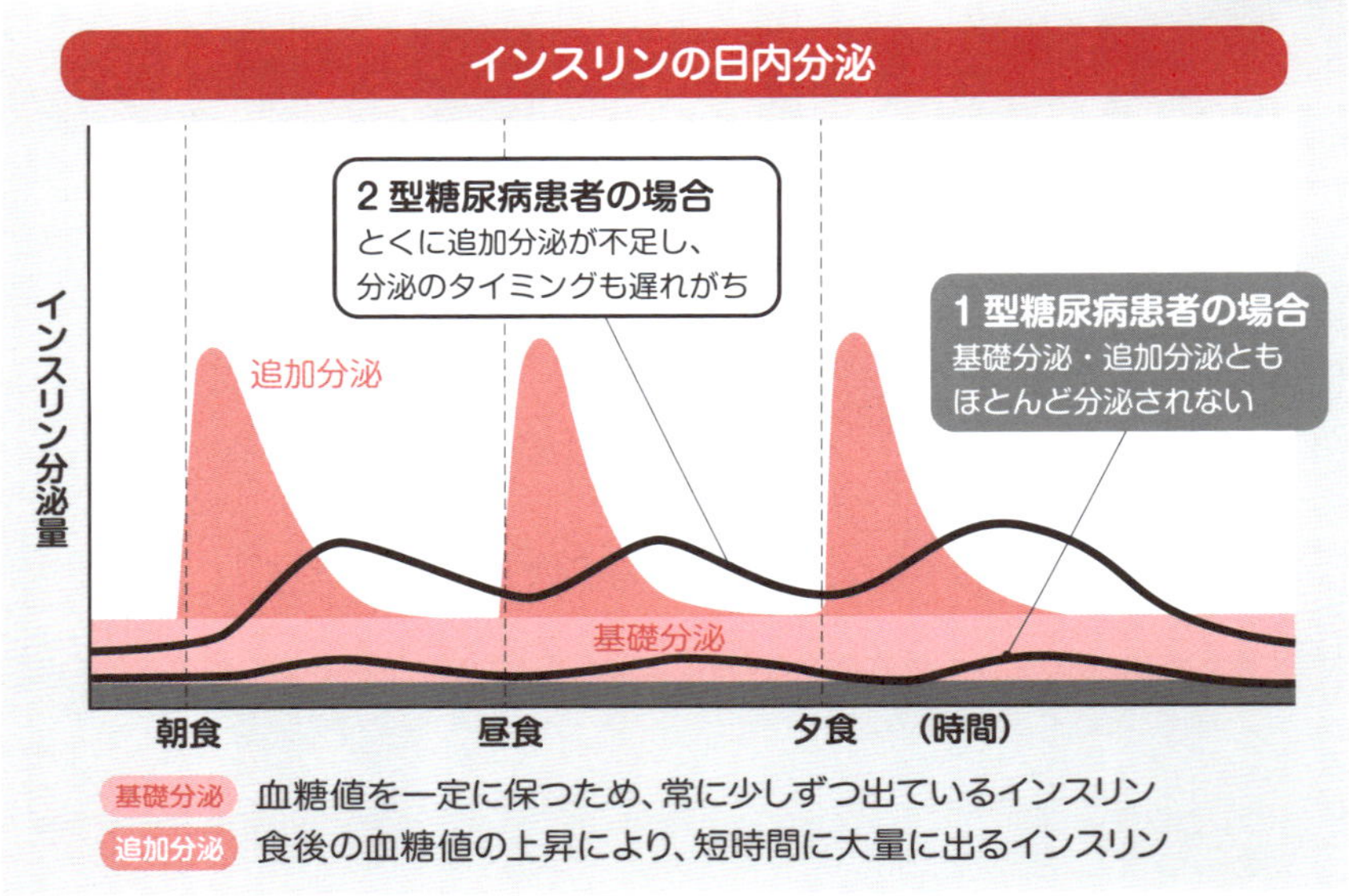
インスリンの日内分泌
2型糖尿病患者の場合
とくに追加分泌が不足し、
分泌のタイミングも遅れがち
1型糖尿病患者の場合
基礎分泌・追加分泌とも
ほとんど分泌されない
インスリン分泌量
追加分泌
基礎分泌
朝食
昼食
夕食
（時間）
基礎分泌 血糖値を一定に保つため、常に少しずつ出ているインスリン
追加分泌 食後の血糖値の上昇により、短時間に大量に出るインスリン

は誰しもが興味のあるところだと思います。これらを知るための、比較的簡単な検査法をご紹介しましょう。

## 血中（血清）インスリン値

何はともあれ、血液中にインスリンがどのくらい存在しているかを直接測定することができます。インスリンは1日のうちでも出方に変動がありますが、わかりやすく2つに区別しています。すなわち、食事によらず常に必要とされるもの（これを「基礎分泌」と呼びます）と食事によって刺激されて分泌されるもの（これを「追加分泌」と呼びます）です（図3-7）。血中インスリンを測る場合、基本となるのが空腹時の値（「基礎分泌」を反映）です。正常値は4～12μU／mℓですが、この値を用いて「インスリン分泌能」と「インスリン抵抗性」の評価をすることができます。

## Cペプチド値

インスリンが膵臓ランゲルハンス島β細胞で作られる際、最初にプロインスリンという形で合成されます。その後、プロインスリンが酵素によって切断され、インスリンができるのですが、インスリンが切り離された残りの断片がCペプチドと呼ばれる分子です。Cペプチドが身体でどのような役割を果たしているのかは今のところ不明ですが、いずれにせよインスリン1分子ができるとき、Cペプチドも1分子できて血液中に分泌されることから、インスリンの分泌量を測る指標になるということです（図3-8）。

それでは、インスリンを直接測ることができるのに、なぜわざわざCペプチドを代わりに測るのでしょうか？　当然そのような疑問が生じると思いますが、じつはインスリン自体よりCペプチドを測るほうが、よほど正確にインスリンの分泌量を知ることができるのです。というのも、インスリンは膵臓から分泌されて門脈という血管を流れ、肝臓に達します。肝臓は前に述べたように、インスリンがはたらく主要な臓器ですから、そこで作用を発揮したインスリンはそのまま分解されてしまうのです。

つまり、採血で測るインスリンは肝臓を通過したものだけということになり、分泌されたすべてのインスリンではありません。

図3-8

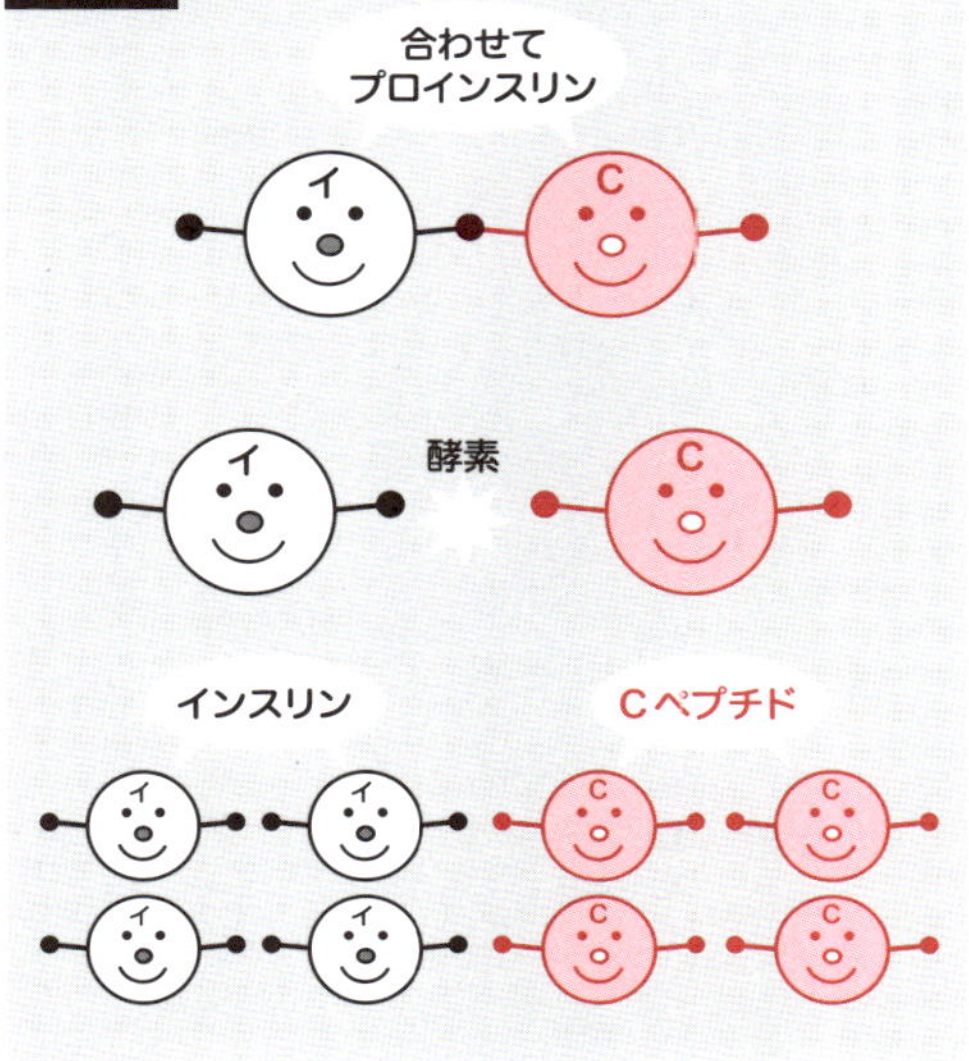

一方、Cペプチドはこのように分解されることはありませんから、こちらを測定するほうが、膵臓から直接分泌されたインスリンの量を正確にあらわしていることになります。とくに、後に述べる負荷試験に反応して分泌されるインスリンを測るうえではとても有用です。

Cペプチドは血液（血清）だけでなく、尿中に排泄されることから尿でも測ることができます。尿で測る場合には24時間蓄尿して1日に分泌されたインスリン量の指標とするのです。この尿中Cペプチド値（正常：40～100μg／日）が、とくに20μg／日以下となったらインスリン注射が必須とされるレベルと考えられます。

## HOMA指数

インスリンの作用がどの程度発揮されているかは、インスリンの量とともに血糖値を同時に測ることによって推定することができます。ある一定量のインスリンがはたらくとき、血糖値がより下がったほうが**効きがよい**ということになります。インスリンのはたらきが落ちていれば、血糖値は十分下がらず高いままです。

これとは別の考え方も可能です。つまり、血糖値をあるレベルまで下げるために、どのくらいのインスリンが必要か、と考えるのです。

実例で考えてみましょう。正常の空腹時血糖値、かりに80mg／dℓとした場合、同時にインスリンを測ると、Aさん（標準体重）は5（μU／mℓ）、Bさん（肥満）は10（μU／mℓ）だったとします。この場合、どちらがインスリンの効きがよいといえるでしょうか？

もちろん答えはAさんです。なぜならAさんは、より少ないインスリン量で血糖値を80mg／dℓまで下げられるのですから。Bさんは同じ血糖値にするために、2倍のインスリンを必要としている、つまりインスリンのはたらきが落ちている、ということになります。言い換えれば、Bさんは「インスリン抵抗性」が強い、ということになるのです。

この考え方を応用した指標が、HOMA指数であり、HOMA-IRまたはインスリン抵抗性指数とも呼ばれています。具体的には、(空腹時血糖値(mg/dℓ)×空腹時血中インスリン値(μU/mℓ)÷405で計算されます。この計算式は、若い正常な人ではちょうど1になるように設定されています。

インスリン抵抗性が高い、すなわちインスリンの効きが悪いほど、この数値は高くなります。先ほどの実例では、Aさんは80×5÷405で約1、Bさんでは10×5÷405で約2、つまりBさんはインスリン抵抗性が2倍ということになるのです。一般にこの値が2・5以上では明らかなインスリン抵抗性があると判定されます。

ちなみにHOMA-βという指数もあり、こちらはβ細胞機能、すなわちインスリン分泌能の指標です。計算式はちょっと複雑で、(空腹時血中インスリン値(μU/mℓ))×360)÷(空腹時血糖値(mg/dℓ)-63)。この値が20未満となると、かなりインスリンの出方が弱いということになります。

## 食事負荷試験(JCHO東京新宿メディカルセンターデータ図)

通常の食事をとった場合のインスリンの出方を見て、食事摂取に反応して分泌されるインスリン量を知ることができます。適正量の朝食をとり、その前後のインスリン量を血中Cペプチドで測定します。

同じ2型糖尿病の方でも、食事の際に分泌されるインスリンの量は個人差が大きく、千差万別です。重要なことは、この結果によって糖尿病の体質がわかるとともに、後に述べる治療方針、つまりどのような薬を使うかなどを判断する材料にもなるということです(図3-9)。

## グルカゴン負荷試験

グルカゴンはインスリン同様、膵臓のランゲ

◆2型糖尿における朝食前後Cペプチド反応

図3-9

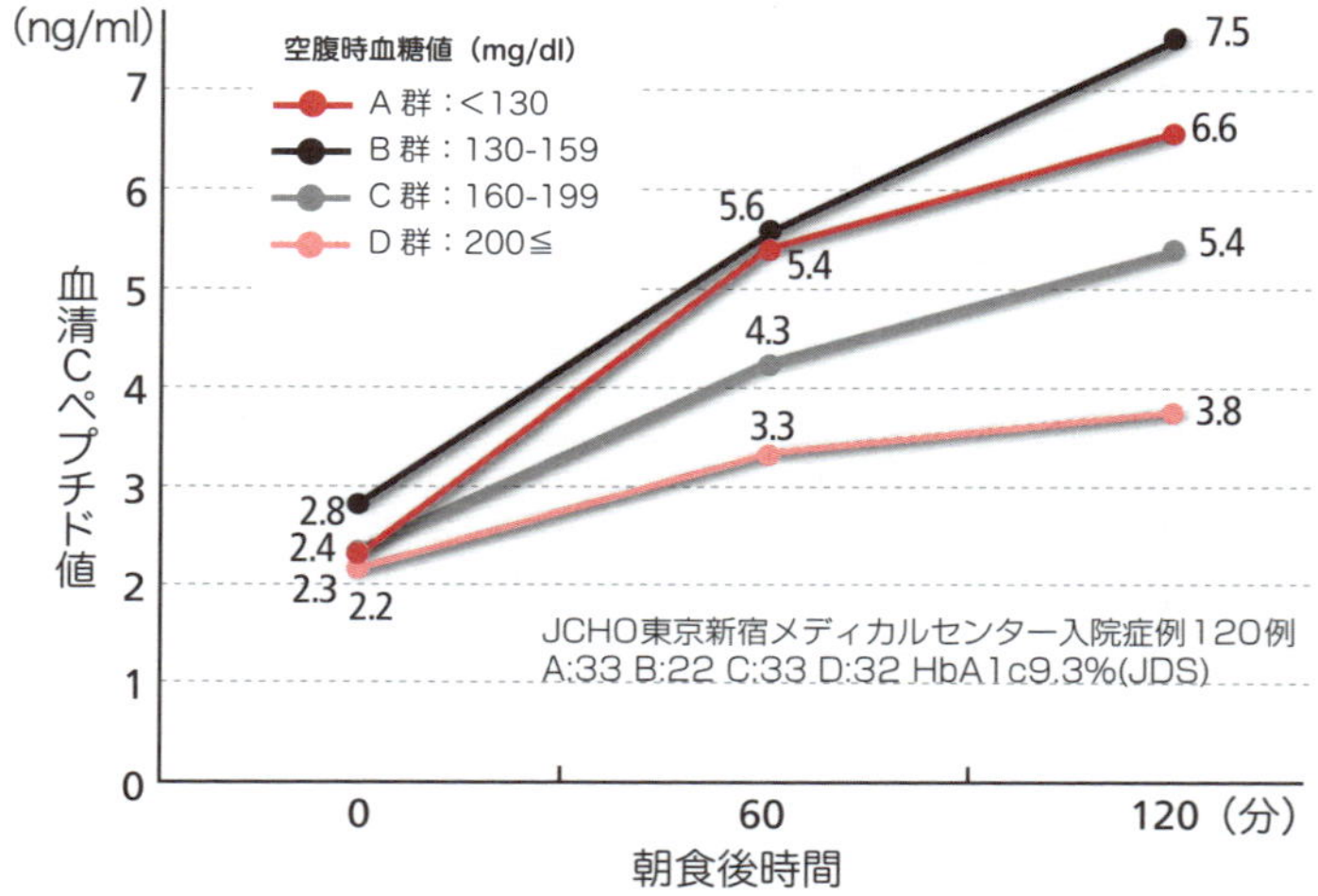


血糖値が高いほど食後のインスリンの出方が低くなる

ルハンス島から分泌されるホルモンですが、こちらはα細胞で作られ分泌されます。グルカゴンは、直接β細胞にはたらいて、インスリン分泌を刺激する作用をもっています。この性質を利用して、グルカゴン（製剤があります）を静脈注射し、それに反応して分泌されるインスリン量をCペプチドで測るのがグルカゴン負荷試験です。グルカゴン注射6分後のCペプチド値をもって反応性を判定します。

著者らは数百例のグルカゴン負荷試験の成績をもっていますが、負荷後のCペプチド値が2ng／mℓ以下ではインスリン分泌不全が高度であり、治療にインスリン注射が必要となる可能性がきわめて高いことを示しました。

## Cペプチド・インデックス（CPI）

食事負荷試験もグルカゴン負荷試験も、食事の用意やグルカゴンの注射、そして複数回の採血の必要があり、煩雑です。じつはCペプチド値を用いて、より簡単にインスリン分泌能を知ることのできる指標があります。Cペプチド・インデックス（CPI）といって、こちらは空腹時Cペプチド値（ng／mℓ）を空腹時血糖値（mg／dℓ）で割って100をかけるだけ、というきわめて簡便な計算法です。この値が0・8未満ではインスリン分泌が不良、1・2以上あれば比較的インスリン分泌能が保たれている、と判定されます。

この指標に関して、著者らの病院でおこなった研究の結果、興味深いことがわかりました。じつはこのCPIの値は、食事負荷試験やグルカゴン負荷試験での負荷後のCペプチド値、つまり食事やグルカゴンの刺激に反応して分泌されるインスリン量ととてもよい相関があるのです。つまり、空腹時の採血1回でCPIを測定すれば、わざわざ負荷試験をおこなわなくても、いわばインスリンをめいっぱい出せる能力を知ることができるということです。

## その他、糖尿病に深く関連する検査

糖尿病は**検査の病気**といわれるくらい、それだけ糖尿病の状況をよりよく知るためには、それだけ多くの検査が必要となります。ここでは日常臨床でおこなわれる一般的な検査のうち、糖尿病に関係の深いものについて述べることにします。

### 血清脂質

血糖値・血圧とならんで、とくに動脈硬化性疾患と関連が深いのが血清脂質です。従来コレステロールについては狭心症や心筋梗塞などの冠動脈疾患や脳梗塞との関係が重要視されてきました。とくに悪玉（LDL）コレステロールが高い、あるいは善玉（HDL）コレステロールが低いことは動脈硬化のリスクとなります。また、メタボリックシンドロームで問題にされる高中性脂肪（トリグリセリド）血症も、とくに糖尿病の人では大きなリスク因子となり、日本での調査ではLDLコレステロールよりも危険度が高いという結果が出ています。

糖尿病におけるコントロール目標値は日本動脈硬化学会から示されています。

## 肝機能

糖尿病の人でもっともよく見られる肝機能異常は脂肪肝によるものです。通常測定される項目としては、GOT（AST）、GPT（ALT）、γ-GTPがありますが、γ-GTPのみ高値の場合やGOT、GPTとも高くなる（通常GOT＜GPT）場合などさまざまです。これらのほか、血中コリンエステラーゼが高値を示します。

内臓脂肪肥満（メタボリックシンドローム）やアルコール多飲の人にも多く認められますが、たいてい同時に中性脂肪も高値となります。超音波（エコー）検査をすると、肝臓内に白っぽく脂肪の蓄積が認められます。

近年、大きな問題として注目されているのが、アルコール摂取と関係しない脂肪肝で、NAFLD（ナッフルディー、非アルコール性脂肪性肝疾患）あるいはNASH（ナッシュ、非アルコール性脂肪肝炎）などと呼ばれる病態です。これらのなかには進行して肝硬変となったり、肝細胞がんが発生してくる場合もあったり、けっして軽視できません。脂肪肝をたんなる脂肪のたまった状態とバカにせず、食事・運動・飲酒に気をつけて肝機能の正常化を目指しましょう。

## 腎機能

糖尿病三大合併症のひとつ、腎症の予防・管理のうえで、腎機能検査は欠かせないものであり、経過を追って見ていくことが必要です。

通常、血液中の尿素窒素（BUN）とクレアチニンを測定しますが、最近ではeGFR（推定糸球体ろ過量）をもって腎機能の指標とすることが多いようです。腎機能が低下するに従い、尿素窒素とクレアチニンは上昇してくるのですが、じつはクレアチニン値は筋肉量によって影響されるため、体格の異なる人で同じように評価することができません。そのため、年齢・性別を考慮したうえで、血中クレアチニン値から算出するのがeGFRです。腎臓のはたらきは、血液の不要な成分を腎臓の糸球体というところでろ過して尿を作りだすことであり、このろ過する量をあらわすのがGFRなのです。

## 尿検査

通常は尿中の糖、タンパク、ケトン体、潜血などを定性検査として見ます。糖尿病というくらいですから、尿糖が大事と思われるかもしれませんが、大切なのはもちろん血糖値です。そもそも尿糖が陽性になるのは血糖の正常値をはるかに超えた、170㎎／dℓぐらいとされています。ですから、尿糖が陰性＝血糖値正常ではないことに注意が必要です。たとえば空腹時血糖値140㎎／dℓは糖尿病域ですが、尿糖は出るとはかぎりません。

日常の尿検査でもっとも重要なのは、腎症のところでも述べましたが、尿タンパクです。定性検査で陰性（－）であっても、微量レベルのアルブミンというタンパクを測ると正常を超えている場合があり、微量アルブミン尿と呼ばれます。これはすでに腎症が発症していることをあらわしています。3か月に1度は尿中微量アルブミンの定量をおこなうことをおすすめします。

ケトン体は脂肪分解が起こっていることを示します。もっとも危険なのはインスリンのはたらきがいちじるしく弱って、高血糖かつケトアシドーシスが生じている場合ですが、そのほかにも絶食や薬の作用で脂肪分解が生じるような状況でも陽性になります。

目標を定めるのが糖尿病治療の第一歩

# 基本は食事・運動・薬物の3療法

## 糖尿病の治療の目標は？

糖尿病とは、初期（境界型を含む）であれば「高血糖になりやすい体質」のことを指しています。高血糖が続いているのが短期間であれば、身体への弊害はないか、あっても問題にならない程度のわずかなものだからです。「体質」というとき、たとえば「アレルギー体質」「肥満体質」などといいますが、それ自体は必ずしも病気をあらわしてはいません。そういう傾向にある、ということで、身体の不調につながったときに病気と意識されるのです。

**糖尿病が本当の意味で病気になるのは、高血糖が長い間続き、合併症が発症したときから**です。言いかえれば、糖尿病による合併症を防ぐことができるならば、それは病気の予防をおこなったことと同じことになります。

したがって、糖尿病は診断がついた時点で合併症がないのであれば、その後の合併症の発症を予防することによって「健康な人と変わらない生活を送ること」が目標となります。糖尿病（という体質）であっても糖尿病でない人と同じような健康状態を保ち、寿命を全うする、それが究極の目標です。そのためには早期発見して、早くから対処、治療していくことが求められます。

仮に少し合併症が進んでいる人は、それ以上悪化させないようにすることが目標となります。合併症も軽度であれば、それほど生活の支障とはなりません。逆に相当進んでしまえば、さまざまな症状をもたらし、いわゆるＱＯＬ（生活の質）に間違いなく大きな障害となるでしょう。「健康な人と変わらない」生活が第一の目標とすれば、「合併症の進行を抑える」が第二段階の治療目標です。

かつて、糖尿病合併症がある程度以上進行してしまったら、あとは坂道を転がるように悪化していく、つまり進行を防ぐことはできない、といわれていました。しかしながら、近年の治療の進歩により、それが必ずしも事実ではなくなっています。たとえば、網膜症がある程度進んだところで光（レーザー）凝固をおこなうと失明に至るリスクを減らせる、あるいは腎症で腎機能低下が進んだ人に厳格な血圧管理や適切な薬物治療をおこなうことで、悪化の進行速度を遅くすることができる、などです。糖尿病治療をおこなうことについては、なるべく早くに治療を始めるべきであることには間違いないのですが、けっして「遅すぎる」とあきらめてはいけません。

## 食事・運動・薬が治療の基本

糖尿病の治療、すなわちさまざまな合併症を防ぐためには、血糖値だけでなく体重、血圧、脂質もコントロールする必要があります。いずれも糖尿病合併症の進行に少なからず影響するものだからです。そのためには、それぞれどの程度までコントロールしたらよいのか、目標値を知っておくことが大切です。

血糖値および体重、血圧、脂質のコントロール目標値は、次に示すように、一般的に適正とされるレベルが定められています。いずれも、これまでにおこなわれた臨床研究の結果（エビデンス）をもとに決められたものです。

ここで注意すべきは、これらの目標値が必ずしも絶対に達成すべきものとはいえないことです。誤解のないようにいえば、できるかぎりこれらの目標を達成するにこしたことはありません。しかしながら、個々の患者さんにとって合併症を生じるリスクはさまざまに異なります。単純に、90歳の人と40歳の人を同様に考えることはできませんし、血圧や脂質異常、喫煙や飲酒の状況なども人によって違います。本当の意味では、目標値は個別に設定されるべきであり、皆一様に目指さなくてはならないものとはいえません。治療をおこなうにあたっては、自分のおかれた状況をもとに、担当医師と話し合って、それぞれの目標値を決めましょう。

## 血糖コントロールの目標値

日本糖尿病学会によりヘモグロビンＡ1c（ＨbＡ1c）を指標として定められたものがあります（図3-10）。合併症、とくに細小血管障害の予防や進行を抑えるためには、７・０％未満が目標となります。加えて、「血糖正常化を目指す」「治療強化が困難な」場合の目標値が、それぞれ６・０％未満、８・０％未満と定められています。ここで注意していただきたいのが、但し書きの部分を見ていただくと、「治療目標は年齢、罹病期間、臓器障害、低血糖の危険性、サポート体制などを考慮して**個別に設定する**」とされていることです。つまり、患者さんごとに、自分のおかれた状況をよく考え、主治医と相談して決めるべきだという考え方です。

このことをよくあらわしているのが、米国および欧州糖尿病学会による指標でしょう。血糖管理について患者さんの条件として考慮すべき項目が定められ、それぞれの管理可能な度合いをもとに、連続的に目標値を定める考え方が示されています。考慮すべき項目としては「治療に対する患者の態度、意欲」「罹病期間」「予想される余命」「血管合併症の存在」などがあり、HbA1cの目標値を6・0〜8・0％のあいだで、個別に設定するようになっています。明確な数値の設定は必ずしも容易ではありませんが、だいたいこのくらいにはしよう、という目標を知っておくことが大切でしょう。ただ何となく気をつけるということではなく、それぞれの数値目標がわかると、継続的な努力がしやすくなります。

## 体重の目標値

標準体重をオーバーしている人、メタボ体質の人は、まずは今の体重の5％減を目指しましょう。ちなみに標準体重はBMI22です（図3-11）。

## 血圧の目標値

収縮期血圧（上の血圧）130㎜Hg未満、収縮期血圧（下の血圧）80㎜Hg未満が目標です。

◎血糖コントロール目標

図3-10

| コントロール目標値 | | | |
|---|---|---|---|
| | 血糖正常化を目指す際の目標（注1） | 合併症予防のための目標（注2） | 治療強化が困難な際の目標（注3） |
| HbA1c(%) | 6.0未満 | 7.0未満 | 8.0未満 |

●治療目標は、年齢、罹病期間、罹病臓器障害、低血糖の危険性、サポート体制などを考慮して個別に設定する。

注1）適切な食事療法や運動療法だけで達成可能な場合、または薬物療法中でも低血糖などの副作用なく達成可能な場合の目標とする

注2）合併症予防の観点からHbA1cの目標値を7%未満とする。対応する血糖値としては、空腹時血糖値130㎎/㎗未満、食後2時間血糖値180㎎/㎗未満をおおよその目安とする。

注3）低血糖などの副作用、その他の理由で治療の強化が難しい場合の目標とする。

注4）いずれも成人に対しての目標値であり、また妊婦例は除くものとする。

図3-11

◎体重の目標値

標準体重の計算方法　身長(m)×身長(m)×22

例）身長170cm（＝1.7m）の場合　1.7(m)×1.7(m)×22≒63.6(kg)

## ■血中脂質の目標値

日本動脈硬化学会が２０１７年に提唱したガイドラインによれば、脂質異常症の診断基準は図３‐12のようになっています。そして、管理目標値については、その人のもっている条件に応じて定められるよう、設定に至る道筋（フローチャート）が示されています。

ここで重要なのは、糖尿病があれば即、「高リスク」と判定され、図３‐13に示す目標値が設定されることです。

さらに、糖尿病の人ですでに冠動脈疾患がある場合、他に脳梗塞、末梢動脈疾患、慢性腎臓病、メタボリックシンドロームや喫煙などの問題があれば、その後の再発を予防するためには、ＬＤＬコレステロールを70未満、ｎｏｎ‐ＨＤＬコレステロールを１００未満とする、より厳しい目標値が設定されていることを申し添えます。

図3-12

| 脂質異常症の診断基準（空腹時採血）* | | |
|---|---|---|
| LDLコレステロール | 140mg/dℓ以上<br>120～139mg/dℓ | 高LDLコレステロール血症<br>境界域高LDLコレステロール血症** |
| HDLコレステロール | 40mg/dℓ未満 | 低HDLコレステロール血症 |
| トリグリセライド（中性脂肪） | 150mg/dℓ以上 | 高トリグリセライド血症 |
| non-HDLコレステロール | 170mg/dℓ以上<br>150～169mg/dℓ | 高non-HDLコレステロール血症<br>境界域高non-HDLコレステロール血症** |

* 10時間以上の絶食を「空腹時」とする。ただし水やお茶などカロリーのない水分の摂取は可とする。

** スクリーニングで境界域高LDL-C血症、境界域高non-HDL-C血症を示した場合は高リスク病態がないか検討し、治療の必要性を考慮する。

- LDL-CはFriedewald式（TC-HDL-C-TG/5）または直接法で求める。
- TGが400mg/dl以上や食後採血の場合はnon-HDL-C（TC-HDL-C）かLDL-C直接法を使用する。ただしスクリーニング時に高TG血症を伴わない場合はLDL-Cとの差が+30mg/dlより小さくなる可能性を念頭においてリスク評価する。

## 動脈硬化性疾患、あなたのリスクは？

　さて、各危険因子の目標値について示してきましたが、実際のところ自分の動脈硬化の危険度はどのくらいなんだろう？　というのが、気になりませんか？　いくら現在の自分の数値がわかったところで、そして医師から危険性について説明を受けたところで、なかなか実感としてわからない、というのが実情ではないでしょうか？

　自分の身体を知る、ということで大切なのは、ともかく動脈硬化に関する検査を定期的におこなっていき、その程度を確認するということでしょう。数値の良し悪しにかかわらず、動脈硬化の兆候が実際にどの程度あるのか、それを常に知っておくことが必要です。病院でおこなえる検査にはいろいろありますので、定期的あるいは必要に応じて適宜、主治医と相談しながらチェックを受けるようにしてください。

図3-13

**糖尿病患者の血中脂質の目標値**

| | |
|---|---|
| LDLコレステロール | **120mg/dℓ未満**<br>（冠動脈疾患＝心臓の動脈が閉塞されている場合は、100mg/dℓ未満） |
| HDLコレステロール | **40mg/dℓ以上** |
| 中性脂肪 | **150mg/dℓ未満**<br>（早朝空腹時） |
| non-HDLコレステロール<br>（総コレステロール値からHDLコレステロール値を引いた値） | **150mg/dℓ未満**<br>（冠動脈疾患がある場合は130mg/dℓ未満） |

**動脈硬化に関連する検査**

**心臓・冠動脈関連**…心電図、心エコー（超音波）、冠動脈ＣＴ、冠動脈カテーテル検査

**脳血管関連**…頸動脈エコー、ＣＴ、ＭＲＩ

**末梢動脈関連**…ＡＢＩ（下肢動脈の狭窄〈狭さ〉・閉塞〈つまり〉を評価する検査）、ＰＷＶ（脈波伝播速度の検査、動脈壁の硬さを調べる）など

## 動脈硬化性疾患発症予測ツール

過去の臨床データから動脈硬化性疾患の発症リスクを割りだすという方法もあります。ひとつの例として、日本動脈硬化学会が発行している「動脈硬化性疾患予防ガイドライン２０１７年版」に「吹田スコアによる冠動脈疾患発症確率と脂質管理目標値」が参考になります。日本人のデータに基づく発症予測ツールであり、同学会ホームページからウェブ版のダウンロードも可能です。

まずは食生活の見直しから

# 食事療法の陥りやすい問題点

多くの糖尿病患者さんは、糖尿病を促進させるような食生活を知らず知らずに送っていることが多いようです。第1章でも述べたように、今の時代は**ごく普通の**食生活であっても糖尿病の方にとっては容易に過剰と思われる食事量になってしまいます。ファストフード店やコンビニを含め、365日24時間いつでも高カロリー食品が手に入ります。よほど気をつけていないと、自分にとって必要以上の食事をとることとなってしまいます。

糖尿病と診断されると、医師から「あなたは1日の食事（エネルギー）量を○○カロリーにしてください」と、1日に食べてよい食事の量を制限されてしまいます。本書の冒頭で述べたように、じつは人間はどのくらいの食事をとるのが正しいのか、というのは一概に決められるものではなく、当然、年齢・性別、運動（活動）量、肥満度、糖尿病の状態（血糖コントロール、合併症の程度）などによっても異なるはずです。

とはいえ、理論的に「適正」とされるエネルギー量の考え方があります。その目安となる算出方法が、標準体重を基本とし、身体活動量を考慮して決めるものです。この方法では、

1日のエネルギー必要量（kcal／日）＝標準体重（kg）×身体活動量として算出されます。ここで身体活動量は、おおよそ以下のように設定

されます。

- **軽労作**（デスクワークが多い職業など）：
25〜30kcal／kg標準体重
- **普通の労作**（立ち仕事が多い職業など）：
30〜35kcal／kg標準体重
- **重い労作**（力仕事が多い職業など）：
35kcal／kg標準体重以上

たとえば、170cmのデスクワークが中心の会社員であれば、

**標準体重**
＝1.7(m)×1.7(m)×22＝63.58kg
**1日のエネルギー摂取量**
＝63.58(kg)×25〜30
＝1590〜1907kcal／日

と計算されるのです。

一般に、男性で1600〜2000kcal／日、女性では1400〜1800kcal／日の範囲で設定されることが多いと思います。

要は、食べてよい量（カロリー）というのは、けっして一様に決められるのではなく、かなり個人的要素が大きいということです。総合的に考えるなら、やはり後で述べる運動を積極的におこないながら、栄養学的に心配のない（無理に少なくせず、必要な栄養素を十分にとる）食生活を続けるのが理想でしょう。

基本的に望ましいとされる食事のとり方は次に示すとおりです。実際に自分がとっている食事の内容を記録して、医師や管理栄養士にチェックしてもらい、よく相談しながら、どういった食生活に是正したらよいかを探っていきましょう。

## ● 糖尿病食事療法のポイント

**食生活チェック：あなたは何型？**

|  | |  |
|---|---|---|
| ① 外食（市販の弁当なども含む）が週３回以上 | → | ❶ 外食型 |
| ② 魚・大豆食品より肉・卵 | → | ❷ 肉食型 |
| ③ 油をつかった食品が好き（マヨネーズ, ドレッシング, 揚げ物なども） | → | ❸ 油もの型 |
| ④ お菓子や清涼飲料水の習慣（週３回以上） | → | ❹ 甘いもの型 |
| ⑤ 飲酒：酒１合, ビール 500 ml 以上 | → | ❺ アルコール型 |
| ⑥ 野菜は１日５皿未満 | → | ❻ 野菜不足型 |
| ⑦ 栄養のバランスを考えない | → | ❼ バランス不良型 |
| ⑧ 夜遅くに食べる | → | ❽ 夜食型 |
| ⑨ よく噛まずに急いで食べる | → | ❾ 早食い型 |
| ⑩ 満足するまで食べる／飲む | → | ❿ 満腹型 |

(1) 腹八分目にする
(2) 食品の種類はできるだけ多くする
(3) 脂質は控えめに
(4) 食物繊維を多く含む食品（野菜、海藻、きのこなど）をとる
(5) 朝食、昼食、夕食を規則正しく
(6) ゆっくりよく噛んで食べる

（「糖尿病治療ガイド2016‐17より抜粋）

また、食生活の問題は人によって違います。何がもっとも大きな問題か、によってさまざまなパターンに分類できそうですが、上の「食生活チェック」で、自分の食生活の特徴を知り、そこを重点的に改善していくことが近道ではないでしょうか。いくつ当てはまってもよいのですが、ひとまずもっとも気になる食生活の型を意識して、該当する食品、栄養素を控えるように心がけるといいでしょう。

## 食事療法、よくあるギモンと日常生活で陥りやすい問題点

現在、食事療法についてはさまざまな情報が飛び交っています。なかにはちょっと怪しげなものも。いったいどれが本当なの？　どのように食べたら一番効果があるの？　という疑問は当然あると思います。現時点でわかっていること、わからないこと、推測されることなどをご説明します。

### ①糖質制限はやったほうがいい？

糖質制限とは簡単にいうと、ごはんや麺類、パンといった、いわゆる主食となるものや芋・かぼちゃを含めた炭水化物と、お菓子や果物などの甘いものを控える食事療法です。

極度に（ほぼゼロに近く）制限したほうがいいという医師、研究者もいれば、マイルドにしないと危険だという人もいます。たしかに短期間で見れば、しっかりと糖質を制限すると血糖だけでなく中性脂肪も下がり、体重も減ってよい結果が出ることは明らかですが、長期間続けた場合、どれだけメリットがあるか、あるいは逆にデメリットはないのか、まだ明確な結論は出ていません。

糖質制限にこだわるあまり、他の栄養素について忘れがちになりますが、動物性脂肪が多くなっては動脈硬化予防の点で必ずしも良い効果が得られません。

また、糖尿病腎症がある程度進んだ人ではタンパク質の過剰摂取は避けるべきです。食物繊維やビタミン・ミネラルまで制限する結果となることもよくありません。つまり、糖質以外の栄養素のことも考えなければならないということです。

そのため現在では、極端に制限することについては疑問が残るが、ある程度は制限したほう

がいい、という考えが主流のようです。なぜかというと、当然のことではありますが、摂取して直接、短時間で血糖値に影響する栄養素は糖質だからです。そして、インスリンのはたらきが弱っている糖尿病の人では、糖質を過剰にとれば間違いなく血糖値がはね上がってしまいます。インスリンの出方が弱い人、治療にインスリン注射を必要とする人は要注意です。それから、肥満・メタボの人で炭水化物大好き派（ラーメン＋チャーハンなど）は、体重を減らすためにも糖質制限を心がけていただきたいところです。

もう1点、今議論になっているのは、必要なエネルギー量（カロリー）の何％を糖質からとればいいのか、ということです。もともと日本人は糖質が大部分（約80％）を占める食生活をしていました。戦後、食事の西欧化とともにタンパク質（肉、乳製品など）や脂肪の割合が増え、カロリーの高い脂肪のとり過ぎも問題視されています。日本糖尿病学会では現在、50～60％を炭水化物から摂取することを推奨しています。しかし、将来はまた違った方法が示されるかもしれません。

欧米では、食事療法は糖質制限が主です。カーボカウント（炭水化物の量にしぼって食後の血糖を管理する方法）は日本でも導入されていますので、興味のある人は医師や管理栄養士に相談してみてください。

糖質摂取を考えるうえで、もう一つ大切なことは、運動量とのかね合いではないでしょうか。運動量が十分な人は、そのためのエネルギーとして糖質が必要と考えられますが、デスクワークが多い人や何らかの理由で運動が制限されている人は控えめにしたほうがいいでしょう。とくに夜は、もうあまり運動せず、寝るだけ、という時間帯ですから、夕食時には炭水化物をより控えることも効果的と思われます。

## ②注意したい食べ物・飲み物は？

まずは、どんな食品が糖質なのか、ざっくりとでもいいので知っておいてください。たとえば、いも類はスーパーでは野菜売り場に置いてありますが、栄養学的には糖質が多く含まれている食品です。かぼちゃもそうです。調味料にも糖質は多く含まれています。

### 飲料

固形物よりも糖質の吸収が早いので、血糖値に及ぼす影響も大きいと考えられます。大抵のドリンクには成分が表示されていますので、興味を持って確かめて見てください。ジュースや糖入り炭酸飲料はもちろんですが、夏場のスポーツドリンクも要注意です。他のドリンクに比べて糖質は少なめですが、熱中症予防に塩分補給も必要だということで、つい飲む量が多くなりがちです。毎夏、連日スポーツドリンクを何リットルも飲んで、とんでもなく高い血糖値になってしまった方が受診します。けっして侮ってはいけません。

### 果物

一般的には、果物をよく食べる習慣の人のほうが糖尿病になりにくいという調査結果がある一方で、糖尿病になってしまった人が果物を多くとって血糖コントロールが悪化することもよくあります。果物には糖質だけでなく、ビタミンや食物繊維も含まれますから、栄養面から見て悪いものとはいいがたいのですが、糖度が高いものには注意が必要です。私たちが感じる甘さと糖度とは必ずしも一致するとはかぎらず、たとえばドライフルーツや缶詰の果物などはかなり糖度が高いので、注意が必要です。

### 菓子パン、調理パン

糖尿病患者さんのなかで、パンを食べる際に菓子パンや調理パンを好む方が多いように見受けられます。これらのなかには1個でも驚くほどカロリーが高いものがあり、何気なく食べているとコントロールの悪化につながります。また、パン生地以外に何が入っているのか、よく考えましょう。クリームパンやメロンパンなどの甘いものは当然として、コロッケパンや焼きそばパンは炭水化物同士の組み合わせです。一方、カレーパンはパン生地が揚げ物ですから、パンというよりドーナツに分類されることもお忘れなく。

### 揚げ物

トンカツやアジフライ、エビの天ぷらなど、揚げ物は中身の肉や魚だけでなく、衣の糖質と油の分で、かなりのカロリーが含まれています。同じ食材でも揚げ物にしてしまうと一気にカロリーがはね上がり、血糖コントロー

図3-14

| ◎糖質の多い食品 | |
|---|---|
| 穀物（主食） | 米（ご飯・玄米・粥・もち）<br>小麦粉（そば・うどん・ラーメン・スパゲティ等の麺類、餃子の皮、パン）<br>ビーフン、シリアル |
| 芋類 | さつまいも、ジャガイモ、長いも、里いも、片栗粉、くず粉、春雨 |
| 糖質の多い野菜 | かぼちゃ、とうもろこし、れんこん、ゆりね、くわい |
| 豆類 | 小豆、いんげん豆（金時豆、うずら豆など）、ひよこ豆、緑豆、そら豆 |
| 種実 | ぎんなん、とちの実、栗 |
| 果物 | 全般（特にバナナ、ぶどう） |
| 菓子類 | スナック菓子、和菓子、洋菓子 |
| 調味料 | ウスターソース、ケチャップ、ルー（カレー・ハヤシ、シチュー）、焼き肉のたれ、ポン酢、みりん、はちみつ、オリゴ糖、砂糖、酒かす、甘みそ |
| 飲み物 | ジュース、炭酸飲料水、果汁ジュース、牛乳、ビール、日本酒、発泡酒、紹興酒、梅酒、白酒、白ワイン（甘口） |

ルの悪化や肥満の助長につながりますので、くれぐれも注意してください。

## ③油脂はいくらでもとっていい？

誤解を受けやすいのは、油はカロリーが高いから血糖値が上がりやすい、というものです。純粋な栄養素で比較すれば、もっとも血糖を上げるのは当然糖質です。ただし油はすぐに血糖値に影響するものではなくても、摂取後かなり時間が経過してからも影響が残る性質があります。グラム当たりのカロリーとしては糖質やタンパク質に比べて高いので、そういう意味ではやはりとりすぎには注意してほしいと思います。

また、脂の種類・質についても考慮する必要があります。一般に飽和脂肪酸・動物性脂肪は血中脂肪に及ぼす影響も含めて好ましいものではないとされます。一方、魚油に含まれるＥＰＡやＤＨＡといったｎ-３系多価不飽和脂肪酸には利点があることが示されています。また、マーガリンやショートニングなどに多く含まれる「トランス脂肪酸」は、血液中の悪玉コレステロールを増やし、動脈硬化性疾患や糖尿病発症のリスクを高める可能性もあるとされるなど、注意喚起がなされています。

糖質制限を強調するあまり、**脂は悪くないという誤解を生みやすいことは懸念すべきだ**と思います。もちろん、量とバランスが適正であれば、脂質も大切な栄養素であることには変わりありません。それでも、世の中に氾濫する脂を多く使った食品には、その内容・質において問題となるものが含まれることも頭に入れておくべきでしょう。

## ④間食、おやつは絶対にダメ？

あまり空腹の時間が長くなると、かえって血糖値の上がり方が大きく、肥満にもつながりやすいとする研究結果があります。通常1日3回の食事をとっている場合であれば、必ずしも間食は必要ないので、とくに先に述べたカロリーや糖質の多い食品を、習慣づけて食べてしまうことはよくありません。1日の必要エネルギーを通常200㎉きざみで設定するのですが、へたをすると1個の食品（たとえばどら焼きや菓子パン1つ）で軽く200㎉をオーバーしてしまいます。ときどき間食する程度なら大きな問題にはならないと思いますが、習慣にしないことが大切です。

ちなみにインスリンを含め血糖を下げる薬を使っている場合、空腹の時間帯に低血糖を起こす可能性があります。このような人では、かえって間食（この場合**補食**といいます）をとって低血糖を予防することも、よくおこなう方法です。主治医の先生と相談して、有効な間食の仕方を決めましょう。

## ⑤糖質の少ないお酒なら大丈夫？

糖尿病の人にとって、理想的にはお酒を飲まないにこしたことはありません。アルコールは比較的カロリーが高く、肝機能のみならず中性脂肪や尿酸の値も上げますし、血圧上昇にもはたらきます。ただし、適量のアルコールにはいくつかのメリットがあることもいわれていますから、血糖コントロールが安定して良好で、合併症にも問題がないのであれば、必ずしも飲んでいけないということではありません。

ビールや日本酒、ワインなどの醸造酒には糖質も入っていますので、当然血糖値にも影響します。よく、焼酎やウイスキーなどの蒸留酒は糖分が少ないので問題ないだろうと思いこんでいる人がいますが、これらはアルコール度数が高いので注意が必要です。

飲む場合は、純アルコールに換算して1日20gまでが適量とされています。ビールなら中瓶

1本（500㎖）、日本酒は1合（180㎖）、ワインはグラス1杯（200㎖）、ウイスキーはダブル1杯（60㎖）、焼酎0・6合（110㎖）が目安となります。

もう一つ注意すべきは、インスリンを含め血糖値を下げる薬を使っている人では、飲酒すると低血糖を生じる怖れがあるということです。じつはアルコール自体には血糖値を下げる作用があり、とくに糖質をほとんどとらずにお酒ばかり飲んでいると、**アルコール性低血糖**を起こすことになるので注意しましょう。

## ⑥野菜から食べるといいのは本当？

たしかに野菜から先に食べると、食後の血糖上昇を抑える効果があるようです。糖尿病患者さんだけでなく、境界型の人でも、食後高血糖は血管合併症のリスクとされていますので、なるべく食事ごとの急な血糖上昇を起こさないようにする工夫が必要です。

野菜などに多く含まれる食物繊維を先にとることにより、小腸での糖や脂質の吸収が緩やかになります。また、その次に肉・魚などのたんぱく質をとると、小腸からインクレチンというホルモンが分泌され、胃腸の動きを遅くしたり、インスリン分泌を高め、グルカゴン分泌を抑制したりします。その結果、血糖上昇が抑えられることになるのです。

## ⑦食品交換表やGI値を参考にするべき？

食品交換表は、これまでの食事療法の基本的な考え方に基づくものとして、カロリーや栄養素の配分を理解するうえで役に立ちます。ただし、栄養についてあまり詳しくなく、食事内容の細かい調整ができにくい人では、なかなかこれを活用することは難しいのではないでしょうか。どんな治療でも長続きしないのであれば、その人にとって適切な治療法とはいえません。糖尿病患者さんにとって食事療法は基本となるものですから、これまでに本書でご説明したことを参考に、無理なくできる、自分にふさわしい方法を医師や管理栄養士と相談して見つけてください。

ただし、図3-14の「糖質の多い食品」や図3-15の「GI値（グリセミック指数。食品ごとの血糖値が上昇する度合いを示す指標）」で、どの食品が血糖値を上げやすいかを把握することは、食事に気をつけるうえで参考になるでしょう。

◎グリセミック指数(GI値)表
(ブドウ糖を100として食品を食べて30分後の血糖上昇率)

図3-15

| | 高GI(70以上) | 中GI(69以下55以上) | 低GI(54以下) |
|---|---|---|---|
| 穀類・めん類 | 白米 84<br>赤飯 77<br>ビーフン 88<br>うどん(生) 80 | パスタ(乾) 65<br>おかゆ 57<br>そうめん(乾) 68<br>そば(生) 59<br>玄米 58 | パスタ(全粒粉) 50<br>春雨 32 |
| パン | あんパン 95<br>フランスパン 93<br>食パン 91 | クロワッサン 68<br>ライ麦パン 58 | 全粒粉パン 50<br>オールブランシリアル 45 |
| 野菜・いも類・豆類 | じゃがいも 90<br>ニンジン 81<br>やまといも 75<br>トウモロコシ 70 | 西洋かぼちゃ 65<br>長いも 65<br>里いも 64<br>さつまいも 55<br>ぎんなん 58<br>くり 60 | れんこん 38<br>しいたけ(生) 28<br>たまねぎ 30<br>さやいんげん 26<br>なす 25 |
| 調味料・酒・菓子類 | 上白糖 109<br>黒砂糖 99<br>はちみつ 88<br>ショートケーキ 82<br>チーズケーキ 76 | ポテトチップス 60<br>アイスクリーム 65<br>シュークリーム 55 | 梅酒 53<br>日本酒 35<br>ビール 34<br>サワー 38<br>みそ 34<br>マヨネーズ 15<br>酢 9<br>プリン 52<br>ゼリー 46 |
| 肉類・魚介類 | | | ベーコン 49<br>牛肉 46<br>鶏肉 45<br>豚肉 45<br>うなぎ 43<br>さんま 40<br>まぐろ(トロ) 40 |
| 果物 | | パイナップル 65<br>すいか 60<br>バナナ 55 | ぶどう 47<br>メロン 41<br>もも 41<br>りんご 36<br>みかん 33<br>いちご 29 |

**GI値が高い**
血糖値が急激に上がりやすく、インスリンが多量に必要とされる

低GI値食は膵臓に負担が少なく、血糖コントロールがしやすい

**GI値が低い**
血糖値が上がりにくく、インスリンの量も少なくてもよい

## どのくらい運動すればよいのか

# 正しい運動療法を身につける

### 運動が糖尿病治療になる理由

運動は、できる人はぜひおこなってほしい治療法です。たとえ足腰を痛めてしまって激しい運動ができない人でも、高齢者でも、ご自分の体力に見合った運動は必ずあります。ともかく身体（筋肉）を動かさなくなってしまうことがいけないのです。

運動はエネルギー（カロリー）を消費することですから、脂肪、とくに内臓脂肪を減らし、体重を減らして血糖コントロールを改善させます。いうまでもないことですが、エネルギーもお金と同じで収支、つまり食事で入ってくる分と身体が使う分とのバランスで決まります。ここで、エネルギーの消費には基礎代謝（生きているだけで消費するエネルギー量）と、運動によって消費されるエネルギー量があり、その総量が1日分の消費エネルギー量となります。当然、基礎代謝にも運動量にも個人差はかなりありますから、それを自覚して食事量を考え、**収入超過**（この場合は太ることです！）にならないよう注意しなければなりません。

## 運動の短期的効果

よくある誤解に、「食事をとると血糖値が上がる」の逆に「運動すれば即血糖値が下がる」という考えがあります。たしかに運動によってブドウ糖が筋肉に取り込まれるので、血糖値は下がる方向に向かうのですが、そうするとインスリン分泌が抑えられ、血糖値を上げるホルモン（アドレナリン、コルチゾールなど）が分泌され、血糖を上げる方向の力もはたらくことになり、思ったほどには血糖値が下がりません。とくに血糖コントロールの悪い人では、むしろ運動によって血糖値が高くなってしまう怖れもあります。

一方、インスリン注射をしている人では、打たれたインスリンの効果がそのまま残り、また運動によってインスリンの吸収も高まるため、血糖値が下がり、むしろ低血糖を生じる怖れがあることに注意が必要です。

## 運動の長期的効果

一般的には運動療法という場合、むしろ継続することによる長期的な効果を期待しておこなうことを想定します。運動をするとき、筋肉は血液から糖を取り込んでそれをエネルギーにして動きます。運動を継続することによって、筋肉への糖の取り込み、つまりインスリンのはたらきが高まる＝インスリンが効きやすくなるのです。言いかえれば、糖尿病の人の大きな問題点である「インスリン抵抗性」を改善します。

運動にはそのほかにも、さまざまな利点があります。血糖値ばかりでなく血圧や脂質を改善しますし、骨粗鬆症予防効果もあります。とくに高齢者ではフレイル（虚弱）が問題となりますが、その対策としても運動は重要です。天候や環境に恵まれれば、とてもよいストレス解消にもなるのではないでしょうか。

## 運動量の目安〜どれくらい動けばいい？

運動療法は、あくまで継続することに意義があります。3日休んでしまうと効果はなくなるともいわれていますので、1週間に3日は「運動した」といえる習慣をつくっていただきたいところです。

運動量の目安としてよくいわれるのは、「1日1万歩」というものです。でも、必ずしもこれにこだわることはありません。これまであまり運動していなかった方であれば、まず5000歩ぐらいを目標にして、少しずつ増やして8000歩ぐらいまでいければ上々ではないでしょうか。

そもそも、目標が皆、老若男女、若い人も高齢者も、同じということはありえません。自分の身体のコンディションに合わせた目標設定をすればよいと思います。

運動のためにまとまった時間がとれればそれに越したことはありませんが、仕事や家事に忙しい人にとって（著者もそうですが！）、なかなか平日に時間をとることは難しいでしょう。それなら、むしろ日常生活のなかで動作を増やすことを目指してみてください。

**運動習慣チェック：あなたの問題は？**

| |
|---|
| ① 通勤・買い物で歩く距離が少ない |
| ② デスクワーク中心の仕事／すわり仕事 |
| ③ 忙しくて運動する時間がない |
| ④ 自動車や自転車, エレベーターなどをよく利用する |
| ⑤ 外出することがきらい |
| ⑥ 体の故障がある（心臓の病気, 膝や腰の痛みなど） |
| ⑦ 週1回のゴルフでは運動にならない |
| ⑧ 具体的にどのくらい動いているのかわかっていない |
| ⑨ 散歩がゆっくり歩きではあまり効果がない |
| ⑩ 運動しても体重が減らないのは食事に問題がある？ |

具体的には、表3-16のような日常の動作（ニート）を増やしてみてはどうでしょう。あるいは、ニートは毎日おこない、ウォーキングは、たとえば1〜2日おきにするなど、自分の生活のなかでできる範囲で身体を動かすようにしてみてください。運動しやすいように、通勤時には運動靴に履き替えるなどの工夫もおすすめです。

## 2種類の運動を組み合わせるのがベスト

運動は、大きく2種類に分けられます。ウォーキングやジョギングなどの全身を使う運動に多い「有酸素運動」と、筋力をつけるためにおこなう（筋肉トレーニング）ことの多い「レジスタンス運動」です（図3-17）。従来どちらかというと有酸素運動が奨励されてきたように思います。しかしながら、外に出て歩いたりジョギングしたりすることは誰にでもできるものではありません。膝の痛みや腰痛などをかかえている方、障害をもった方、ご高齢の方など、「とても運動などできない」と思われているかもしれません。それでもやはり、自分なりにできる身体の動かし方を工夫していただきたいのです。

プール内歩行や室内でできるレジスタンス運動、たとえばスクワットや寝ながら・座りながらでもおこなえる筋力トレーニングにも効果はあります。著者の病院でおこなっている、脳卒中や整形外科疾患後のリハビリテーションが、じつは運動療法としても効果的で、血糖コントロールの改善につながることに気づきました。

つまり、どんな方でも自分なりの運動療法があるということです。ともかく、まったく筋肉を使わなくなってしまうことのないようにしてください。

図3-16

## ✚ 運動習慣（ニート）を増やしましょう

ニートNEATとは、Non-Exercise Activity Thermogenesis の頭文字をとった言葉で、非運動性熱産生と訳します。特別な運動ではなく、日常生活の活動のなかでエネルギーを消費することです。以下の例を参考に実行してみてください。

- 通勤で電車やバスの1駅分を歩く
- エレベーター、エスカレーターを使わず、階段を昇り降りする
- 用事があるときは、人を呼ばずに自分から出向く
- 意識して遠くの店で買い物や食事をする
- 家事を積極的におこなう。できれば、ロボットや電機の掃除機ではなく、ほうきを使ったり雑巾がけを自分でやる
- ペットといっしょの散歩をする

etc...

◎運動の種類

図3-17

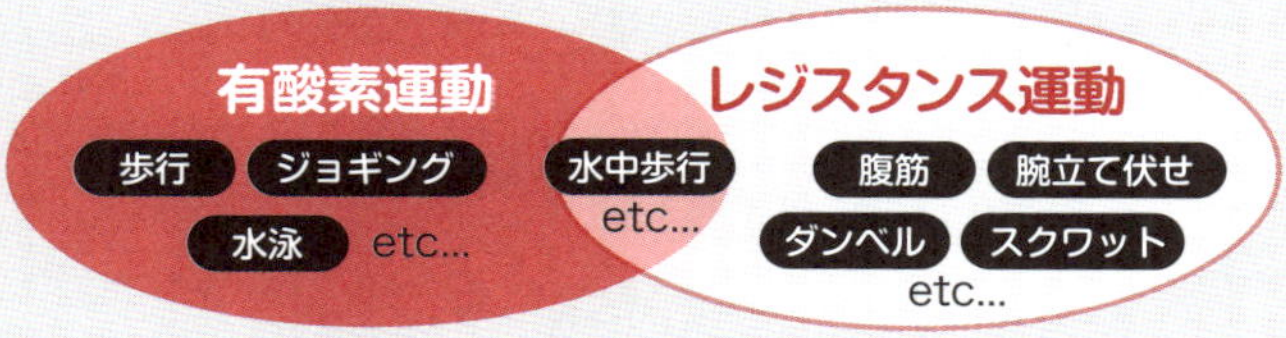


◎運動強度と1分間当たりの脈拍数の目安

| 強度の感じ方 (Borg Scale) | 評価 | 1分間当たりの脈拍数の目安（拍／分） | | | | |
|---|---|---|---|---|---|---|
| | | 60歳代 | 50歳代 | 40歳代 | 30歳代 | 20歳代 |
| きつい〜かなりきつい | ×※ | 135 | 145 | 150 | 165 | 170 |
| ややきつい | ○ | 125 | 135 | 140 | 145 | 150 |
| 楽である | ○ | 120 | 125 | 130 | 135 | 135 |

※生活習慣病患者等である場合は、この強度の身体活動は避けたほうがよい

※出典：糖尿病治療ガイド2016-2017、運動基準・運動方針の改定に関する検討会報告書2013年より一部改変

## 運動の強度

アスリートになるための運動ではないのですから、息が切れるほど、あるいは筋肉痛を残したり、へとへとに疲れ切ってしまうような運動は必要ないどころか、むしろ逆効果です。理想は、有酸素運動であれば、少し苦しいな、息が上がるな、と思うくらいの強度の運動を、長めに続けることです。「持続」と、前に述べた「継続」、これがポイントです。

運動時に心拍数を測って確認するのもおすすめです。スマートフォンのアプリなどで測るのもいいですし、自分で手首の親指側を指で抑え、10秒間測った回数を6倍してみてください。図3-17でその数値がどのくらいの運動強度にあたるかを確認しながら運動を続けるのもいいでしょう。

レジスタンス運動であれば、息を吐きながら、10秒や20秒といった短時間筋肉にぐっと力を入れることを、何回かくり返すことがおすすめです。

高齢者には体力維持のためにも、強い食事制限はおすすめできませんので、タンパク質を多めに、炭水化物、糖質もある程度しっかり食べつつ、ニートを取り入れて日常的に身体を動かすことを心がけてください。血糖管理も大切ですが、それを追うあまり栄養不足にならないよう、フレイル（虚弱）を防ぐことも重要です。

## 生活療法のポイント

食事療法も運動療法も、日常のなかでおこなう「生活療法」です。日常ですので、意識すれば意外と簡単にできますが、逆に意識しないとすぐにやらなくなってしまいます。そこで、次のようなことを心がけて、無理なく続けていけるようにしてみましょう。

● **具体的な目標を持ちましょう**
（例）体重の目標は？

● **記録をつけてみましょう**
（例）体重、血圧、食事、運動（歩数や心拍数など）

● **効果を確認しましょう**
（例）1週間前と比較して体重は減りましたか？

● **話し相手を持ちましょう**
（例）家族や同じ糖尿病の人、メタボの人など、目標を共有できる話し相手を探しましょう

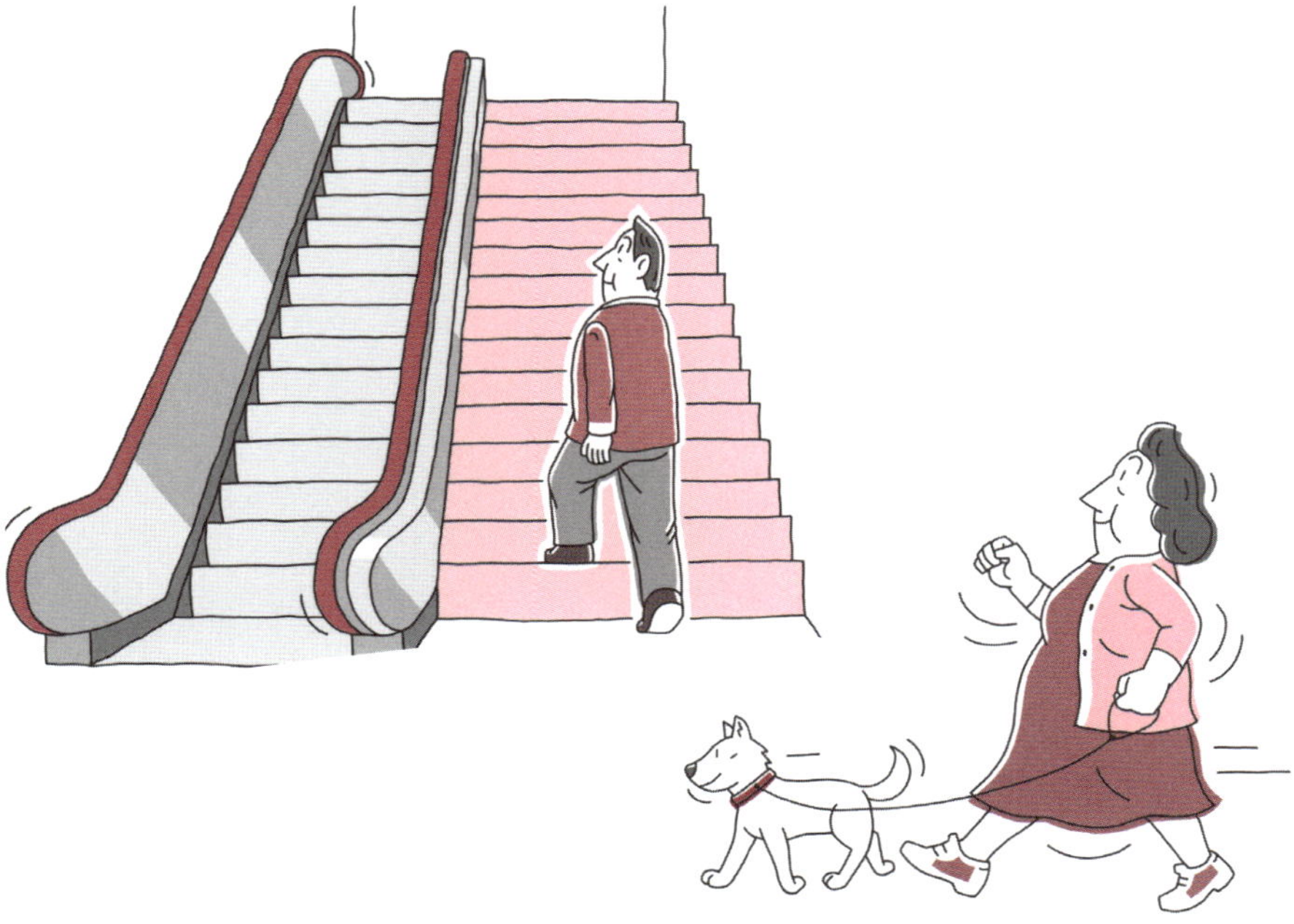

第4章

# 知っておきたい糖尿病の治療薬

治療効果がわかる4つのケース

# その治療、正しい方向に向ってますか?

## 糖尿病の薬物治療の基本的な考え方 ～薬物治療のメリットは?

糖尿病の診断を受けた人は、まず生活療法(食事、運動療法)の指導を受け、治療目標に達することが難しい場合には薬物治療をおこなうことになります。「なるべくなら薬を飲みたくない」というのは、おそらく患者さんたちに共通した思いだと思いますが、じつは医師も基本的にはそのように考えています。でも、管理不十分のまま放っておけば、いずれはさまざまな合併症が出てきて、それこそ患者さんたちが苦しむ(ご承知のように、血糖値が高いだけでは症状や苦痛はないのが普通です)ようになることを思うと、薬を使ってきちんと管理しなければ、と考えるわけです。

事実、血糖値の管理、それだけでなく血圧や脂質の管理を薬によっておこなうことにより、完全ではないにしても合併症のリスクを相当減らせるということは、これまでの多くの臨床研究で証明されています。こうした根拠(エビデンスと言います)をもとに、医師は薬物治療をおこなっていくのです。

### 薬物治療による細小血管障害の抑止

血糖値を下げることによって、糖尿病の三大合併症（細小血管症）、つまり網膜症・腎症・神経障害の発症・進行を抑えることができるということは、1990年代のいくつかの研究により示されました。このなかには、米国でおこなわれた1型糖尿病でインスリンの頻回注射による厳格な血糖管理の効果を見たDCCT（Diabetes Control and Complications Trial）、英国で実施された2型糖尿病でさまざまな薬物治療をおこない合併症の起こり方を見たUKPDS（United Kingdom Prospective Diabetes Study）、そして熊本大学による2型糖尿病でのインスリンによる厳格な血糖管理による研究（Kumamoto Study）があります。これらの研究結果をもとに、合併症抑止のための血糖管理目標、つまり「ヘモグロビンA1c7％未満」が導きだされたのです。

## 薬物治療による大血管症の抑止

三大合併症の発症・進行が薬物治療による血糖管理によって抑えられたのと対照的に、動脈硬化性疾患（冠動脈疾患や脳梗塞など）は少しは抑えられたかに見えましたが、はっきりとした効果が認められませんでした。このことから、血糖をいくら頑張って下げても、動脈硬化には効果がないのでは、と考えられていました。

ところが、ずっと後になって、意外なことがわかりました。普通、臨床研究はせいぜい3年から5年ぐらいおこなって、その間での治療効果をみるのですが、その後も研究の対象となった人たちを追跡してみると、10年近くたって、研究機関によっておこなわれた厳格な治療の効果が認められたのです。つまり、過去に（10年前にさかのぼって）きちんと管理された人たちは、その後長期間にわたり大血管症の進行が抑えられることが判明したのです。これを**遺産効果**（つまり過去の治療の遺産として大血管症の抑止が得られる）あるいは**メタボリック・メモリー**（血糖の管理状況を身体が長く憶えている）などと呼びます。

## どこまで血糖値を下げればよいのか？

血糖管理の効果があることはわかったとして、では、どこまで血糖値を下げればよいのでしょうか？　理想的には血糖値が正常になること、つまりは「糖尿病が治った」という状態になることが理想と考えられます。ならば、血糖値が正常レベルになるまで薬をどんどん使って、あるいは増やしていけば、本当に合併症を完全に抑止できるのでしょうか？

この問いに挑戦した研究が、今世紀に入ってから、おもに米国でおこなわれたのですが、結果は残念ながら期待を裏切るものでした。つまり、正常レベルを目指して薬物治療を強化しても、大血管症は抑えることができなかったし、それどころか、かえって死亡率が高まってしまった研究もあったのです。この背景には、すでに糖尿病合併症をもっていた人たちに無理な治療をおこなったこと、そして、よりよい血糖値を目指すあまり、かえって低血糖が増えてしまい心血管にストレスが生じて死亡につながったのではないか、という可能性が考えられたのですが、実のところ、そう単純に説明できるものではありません。低血糖、とくに重症の低血糖が問題であることは確かなのですが。

これらをまとめると、血糖値はなるべく早いうちから、無理のない治療（とくに食事・運動療法をしっかりとおこない、なるべく薬には頼らないのが理想）で、血糖値の正常化を目指すというのがもっとも望ましい対策であろうこと、逆に、すでに合併症が進んでしまってから、たくさんの薬を使い、血糖値をやみくもに下げようとする治療は、かえって危険である可能性もあることに注意が必要です。先に紹介した最近の血糖管理目標が、一様ではなく、段階的に定められているのは、このような理由も含まれているのです。

## ベストな糖尿病治療薬は何か？

さて、これから糖尿病治療薬（血糖降下薬）の具体的なことについて解説していくわけですが、その前に、**どのような薬が一番よいのか**、ということについて、誰しもが気になるところだと思います。だいぶ前にはなりますが、外国の某権威ある医学雑誌の論説に、下記のようなタイトルがありました。**'Doctor, how certain are we that this diabetes medication is best for me?'** これは、いわば診察室で患者さんが主治医に対して、「先生、本当にこの薬が自分にとって一番よい薬なのでしょうか？」と、率直に尋ねている場面を想定しています。こんな患者さんがいたら、先生もさぞ困ってしまうことでしょう（幸い、めったにそういう方はいないようですが）。

しかしながら、この問題は臨床医であればつねに頭に入れておかなければいけない、とても大切なことです。医師は何らかの薬を選んで患者さんに処方するのですが、はたしてそれが最良の選択なのか？　患者さんにしてみれば、せっかく飲むことに決めた薬であれば、それが自分にとってベストのものであると信じたいものです。でも、主治医の先生は、何を根拠にこの薬を選んだのだろう？

著者としては、この問いに答えるために、最低限、以下の３つの条件を満たしていることが必要だと考えています。

①主要な糖尿病の病態を改善するか？
②糖尿病合併症の発症・進展を抑止しうるか？
③副作用の問題はないか？

①については、主として「インスリン分泌能低下」「インスリン抵抗性」の２つの病態の改善のために、どのようにはたらくかを意味して

います。糖尿病治療薬は後に解説するように、「インスリン抵抗性改善系」「インスリン分泌促進系」「糖吸収・排泄調節系」の3種に大別されています（134ページ図4-2）。患者さんごとに、どれが最も血糖値を悪化させている要因かを判断して、それを改善する薬を選択します。

②は糖尿病治療の目標達成のための条件です。いくら血糖値が下がったとしても、合併症の抑止につながらないのであれば意味がありません。これは①の病態の改善とも深く関連することであり、よく考えて薬を使うべきです。

③は言うまでもなく安全性の問題です。薬であるからには副作用と無縁ではありえません。糖尿病治療薬にはそれぞれ固有の副作用が知られていますので、それらの発現に気をつけながら、また人によって使ってはいけない（禁忌）場合がありますので、慎重に適応を考えます。

もし、これら3つの条件を備えている薬であるならば、ひとまずはその患者さんに適しているものと考え、処方してよいと思います。ただし、実際にどういう効果があるかは、しばらく経過を見て客観的に判断しなければなりません。思った効果が得られなければ、作戦を変更、処方を考え直すべきです。

## 糖尿病薬物治療の実際

通院を継続するなかで、適宜治療がうまくいっているかどうかを確認しながら、そのつど治療方針を見直していくのが通常のやり方です。

もちろん、血糖値を良好にコントロールする（通常は**下げる**）ことが糖尿病の主たる治療目標であることに間違いはないのですが、逆に血糖値さえコントロールしていればよい、ということではありません。血圧、脂質、そして体重も含め、糖尿病と関連の深い医学的問題について、トータルな視点で改善を目指していくのが正しい治療のあり方だと思います。

生活習慣病は、日常生活のなかで無理なく治療することが重要です。そうでないと、長続きしません。最初は奮起して頑張れても、結局は続けることがつらくなり、ギブアップまたはドロップアウトしてしまいます。ダイエットをしている人でよくある、リバウンドというのも、そのいい例です。自分にとって、「**無理なく**」「**長続きする**」治療法は何か、それを見つけることが、じつは治療を成功させる秘訣とも言えます。

糖尿病の治療は、一生もの、長期戦です。最初はよい結果が出なくても、通院を続け、主治医や看護師、その他の医療スタッフと相談しながら、最良の方法を見つけていく、それがもっとも大切です。そのために、治療において注目すべきポイントがいくつかあります。それをここでご紹介しましょう。

## 体重とＨｂＡ１ｃで治療効果を知る　～治療効果がわかる４つのケース～

糖尿病の治療の中心には血糖管理があり、目標とする血糖レベルまで、低血糖を起こすことなく、理想的には1日のどの時間帯でも適正な範囲にコントロールすることを目指します。ですから、血糖レベルを表す指標であるヘモグロビンＡ１ｃ（ＨｂＡ１ｃ）の値を目標レベルに維持することが、ひとまずの目標となります。

さて、ここで忘れてほしくないのが、じつは治療中の体重の変化です。とくに血糖レベル、すなわちＨｂＡ１ｃが変化したときに、体重がどう動いたかが、じつは治療の方向性を判定する、よい方法なのです。つまり、この2つの値の増減を合せて見ることによって、糖尿病の治療がうまくいっているかどうか、問題点等がおおまかにわかるというわけです。

図4-1を見てください。横軸が体重の増減、

縦軸がＨｂＡ１ｃの増減、つまり血糖レベルの変化を示す軸です。ここで、体重とＨｂＡ１ｃの増減の組み合わせは4通りとなります。便宜上、

Ａ（体重↑・ＨｂＡ１ｃ↑）
Ｂ（体重↑・ＨｂＡ１ｃ↓）
Ｃ（体重↓・ＨｂＡ１ｃ↓）
Ｄ（体重↓・ＨｂＡ１ｃ↑）

と記しましたが、それぞれについて説明します。

糖尿病の治療をおこなっている人は、自分がこの4つのどれに当てはまるか、あるいは当てはまったことがないか、考えながら読み進めてみてください。

## Ｃは治療がうまくいっている、Ａはその逆

まず、比較的わかりやすいのがＡで、体重が増えて、血糖コントロールも悪くなってしまったというケース。思い当たる方は多いのではないでしょうか？　そうです、食べすぎ、または運動不足で太ってしまい、しかもＨｂＡ１ｃが上がってしまった、つまり血糖コントロールが悪化したということになります。「今日は先生に怒られに来ました」と言って受診される方は、もちろんこれに該当します。対策はもちろん、食事療法・運動療法を徹底し、体重を減らすことが基本です。

さて、この逆がＣの人です。もともと肥満傾向のあった方が心機一転、食事療法と運動療法を頑張って体重を減らした結果、ＨｂＡ１ｃが低下してコントロールがよくなった。科学的な表現を使えば、（内臓）脂肪を減らしてインスリン抵抗性が改善し、血糖値が下がった、ということになります。

ただし、Ｃの場合でも、食事制限のやり過ぎ、つまり不必要に栄養摂取を減らしてしまい、ＨｂＡ１ｃが下がったとはいえ、栄養状態がかえ

って悪化しているとしたら、これは適切な治療とはいえません。とくに高齢者の場合でこのような現象が見られた場合には、食事がきちんととれているか、心配になります。薬を服用している人では低血糖のリスクも高まりますから、この点でも注意が必要です。

図4-1

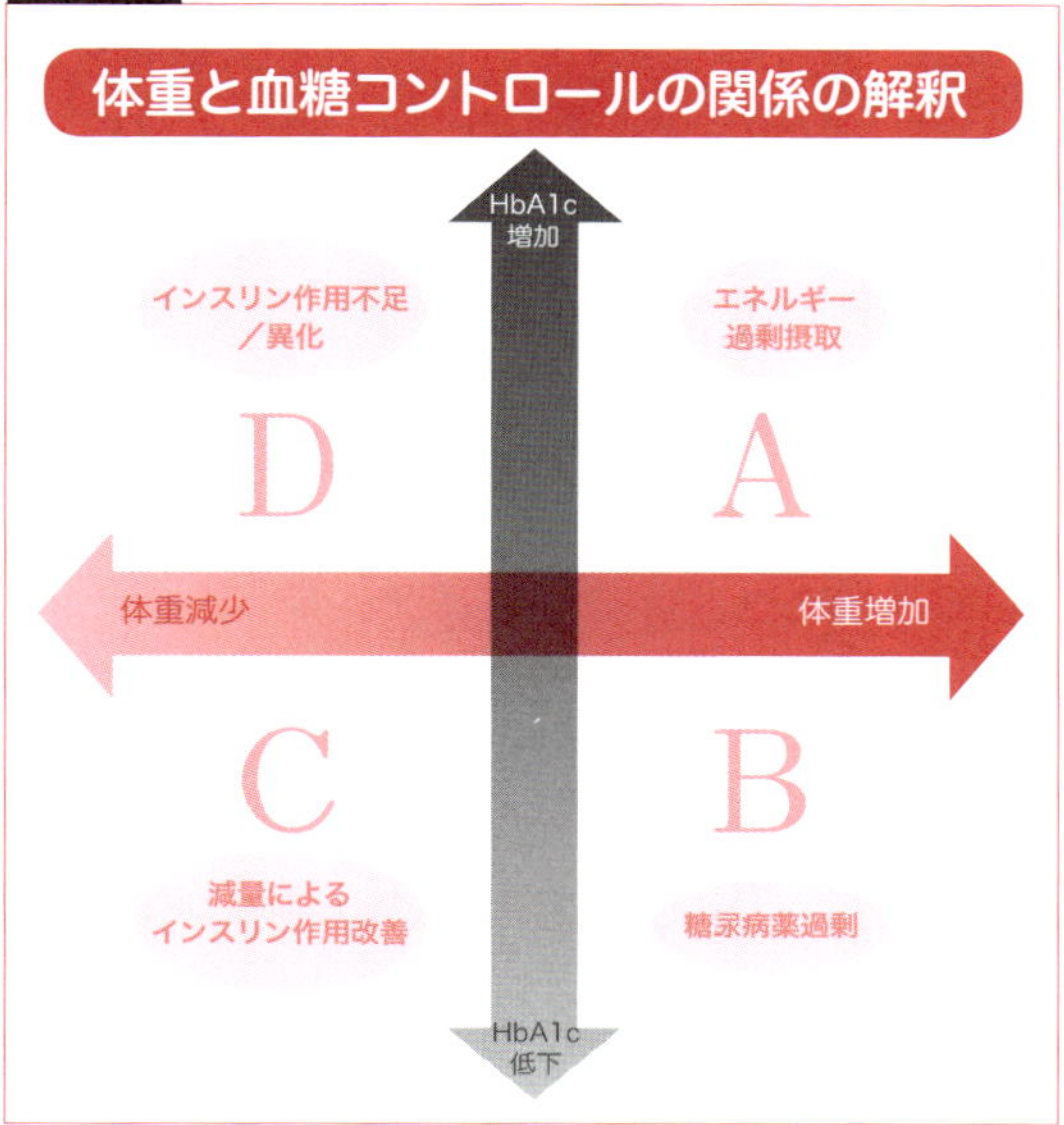


## 薬物治療がうまくいっていないB

糖尿病の治療で、食事・運動療法だけでは高血糖状態が改善しなければ、血糖降下薬を使うことになります。まずは内服薬から始めることが多いですが、最初からインスリン注射をおこなう場合もあります。いずれにしても、血糖を下げる薬を使用するわけですから、当然ＨｂＡ１ｃが下がることが期待されるわけです。

では、薬を使いはじめて首尾よくＨｂＡ１ｃが下がったとして、逆に体重が増えてしまうことがあります。Ｂのケースですが、ともかく体重が増えるということは、（「むくみ」でもなければ）エネルギー過剰で脂肪が溜まってしまったことを示しています。一方、ＨｂＡ１ｃが下がったのはインスリンのはたらきが高まって血糖が下がったからです。

ここで、インスリンの基本的なはたらきを思い出してください。インスリンで血糖値が下がるのは、肝臓や骨格筋、脂肪などにブドウ糖が取り込まれるためでした。以上を併せて考えると、薬（経口薬でもインスリンの注射でも）の効果で血糖が下がった分、とりすぎた栄養が身体にたまってしまったということになります。つまり、食べすぎで上がってしまっている血糖値を、無理やり薬で下げているにすぎません。

もともとやせている人で、多少体重が増えることはかまいません。しかし、肥満傾向にある人が、治療によってさらに太ってしまうのは逆効果です。さらに悪いことは、ＨｂＡ１ｃが上がると、医師は薬を増やして下げようとするかもしれません。そうなったら、ますます体重を増やしてしまう結果になります。**食べすぎと薬の出しすぎの追いかけっこです。**

もう一つ気をつけなければならないのは、こうして過剰に薬を使うようになった場合、何かの理由で食事量がいきなり減ったとすると、薬の作用で低血糖を起こしてしまいます。逆にいえば、薬をたくさん飲んでいる人は、低血糖を怖れるあまり、食事を減らせない（食事を制限しにくい）なんていうことにもなりかねません。

いずれにせよ、治療中に体重がどんどん増えてきているのでしたら、医師と相談しながら、今の治療を見直してみてください。

## ✚ 体重が減ってもっとも危険なD

最後に残されたDは、じつ実は糖尿病にとって最も問題の大きいケースです。ＨｂＡ１ｃが上昇、つまり血糖値が上がり、コントロールが悪くなって、なおかつ体重が減っている場合、これがある意味一番危険です。

ズバリ、糖尿病で血糖コントロールがある程度以上に悪化すると、もはや太れないどころか体重が減ってきます。インスリンのはたらきが極端に落ちて、身体のタンパクや脂肪の分解が進み、また高血糖による多尿から脱水症状も加わって体重が減るのです。とくにＨｂＡ１ｃが10％を超えるなど、顕著な高血糖状態にあることが多く、早急にインスリン注射が必要とされる場合が含まれます。

体重が減ったので、糖尿病がよくなっていると思い込んでいる人も実際にいますが、とんでもない勘違いです。栄養は取り込めず、血糖値は極端に高くなり、脱水にもなってしまう、インスリンの作用がいちじるしく不足している、これが一番悪い状況です。

なかには**1型糖尿病**であることもあり、早急な対応とインスリン注射の検討が必要です。この状態を放置してしまうと高血糖昏睡（ケトアシドーシス、高浸透圧高血糖症候群、56ページ参照）になってしまうこともあります。

じつはもう一つ、体重が減って血糖コントロールが悪くなった場合に心配されることがあります。それは、**がん（悪性腫瘍）**の可能性です。糖尿病の人にはある種のがんの頻度が高くなることは前に述べましたが、とくにインスリンが分泌される膵臓のがんは血糖コントロール悪化の原因となることでもよく知られています。初期には見つかりにくいので、糖尿病が悪化して診断に至ることもしばしばあります。その他、甲状腺機能亢進症なども可能性としては考えられます。血糖コントロールが悪化しているにもかかわらず、体重が減っている場合には、ぜひ医師にご相談ください。

# 病態に合わせた薬の選択法

さまざまな糖尿病の飲み薬

## ✚糖尿病治療薬の歴史

糖尿病の薬物治療の幕開けは、なんといっても1921年夏、フレデリック・バンティングとチャールズ・ベストによるインスリンの発見だと思います。インスリンは翌年には実際に小児糖尿病の患者さんに使用され、バンティング博士は1923年ノーベル生理学・医学賞を受賞しました。それまで不治の病とされていた1型糖尿病患者の命を救ったというだけでも画期的な出来事ですが、その後の糖尿病研究の発展の原点であるということでも、まさに世紀の発見だったと思います。

インスリン製剤は長いあいだ、動物（ウシ・ブタなど）のインスリンを使っていましたが、遺伝子工学技術を応用して1980年代にヒトインスリンが使用可能となりました。また、皮下注射後の作用時間をいろいろと変えた製品が開発され、より厳密な血糖値のコントロールを可能にしています（詳細は後に述べます）。

一方、経口薬については、第2次世界対戦中、感染症の治療薬として研究されていたサルファ剤が低血糖の副作用を起こしたことから、思わぬかたちで開発されるに至ったスルホニル尿素（SU）薬が最初の本格的な血糖降下薬といえます。その後、1950年代後半にビグアナイド薬が使われるようになりましたが、乳酸アシドーシスという危険な副作用のためにあまり使われることはなく、長らく糖尿病薬と言えばSU薬、という時代が続きました。

経口血糖降下薬は、近年の糖尿病患者数の世界的な増加にともない、1990年前後からさまざまな薬が発売されてきました。最近10年のうちにも新薬が登場し、治療薬の開発はなおも精力的におこなわれています。今後、さらに糖尿病薬物治療は発展するものと期待されています。

## 糖尿病薬物治療の基本的な考え方

血糖降下薬は、血糖値を下げることにおいては共通とはいえ、それぞれ、どういうふうにはたらいて糖尿病をよくするか、すなわち血糖値を下げる作用機序（メカニズム）が異なります。薬が作用する場所（ターゲット）も違いますので、何を目的として使うのか、その役割を明確にして使われるべきです。

第5章でも述べますが、医師は実際には、患者さんの仕事や活動の場などの社会的な状況や生活環境なども含め、さまざまなことを考慮に入れて治療法、薬を選択します。しかし、効率よく血糖値をコントロールするためには、やはり患者さんの病態に合わせて薬を選ぶことが基本です。そのためには各薬剤の作用機序を正しく理解しておく必要があります。

次に、現在使われている血糖降下薬について説明していきます。それぞれの特徴について解説しますので、実際に使う製品、飲み方や量については、主治医の先生から説明を受けるようにしてください。

図4-2

## 2型糖尿病の飲み薬の種類

**経口血糖降下薬**

| 機序 | 種類 | 主な作用 |
|---|---|---|
| インスリン抵抗性改善系 | ビグアナイド薬 | 肝臓での糖新生の抑制 |
| インスリン抵抗性改善系 | チアゾリジン薬 | 骨格筋・肝臓でのインスリン感受性の改善 |
| インスリン分泌促進系 | スルホニル尿素薬（SU薬） | インスリン分泌の促進 |
| インスリン分泌促進系 | 速効型インスリン分泌促進薬：グリニド薬 | より速やかなインスリン分泌の促進・食後高血糖の改善 |
| インスリン分泌促進系 | DPP-4阻害薬 | 血糖依存症のインスリン分泌促進とグルカゴン分泌抑制 |
| 糖吸収・排泄調節系 | α-グルコシダーゼ阻害薬（α-GI） | 炭水化物の吸収遅延・食後高血糖の改善 |
| 糖吸収・排泄調節系 | SGLT2阻害薬 | 腎臓での再吸収阻害による尿中ブドウ糖排泄促進 |

糖尿病治療ガイド2016-2017より抜粋

## 糖尿病経口薬は大きく分けて3種類

糖尿病薬は、大きく分けると、3つの種類に分けられます（図4-2参照）。

**● インスリン抵抗性改善薬**
インスリンの効きをよくする

**● インスリン分泌促進系**
膵臓にはたらいてインスリンの分泌を刺激し、高める

**● 糖吸収・排泄調節系**
糖の吸収を抑制したり、尿への排泄を促進したりする

## インスリン抵抗性改善系①：ビグアナイド薬

欧米ではガイドライン（医師のための治療法の指針）で第一選択薬となっています。日本でも、必ずしも第一選択薬という位置づけはされていませんが、多くの患者さんに使用されています。

インスリンを直接分泌させる作用はないので、基本的には低血糖（206ページ参照）を生じることはありません。そのため、後述の高リスクの人が使用しなければ、肥満型でもやせ型でもどんな人にでも使える薬です。

**おもな作用：**糖尿病では、肝臓でブドウ糖が過剰に作られています。空腹時であっても肝臓で糖が作られてしまうため、食事をとらなくても血糖値が高いということが起こります。この薬は、肝臓での糖新生（肝臓でブドウ糖を作ること）を抑制します。

**歴史：**古くは中世ヨーロッパで糖尿病治療に用いられた薬草（フレンチライラック、またはガレガ草）の主成分が基本です。薬としても歴史があり、1950年代に世に出ました。当初、ビグアナイド薬のうちの「フェンホルミン」という薬により、乳酸アシドーシスという、致死率の高い副作用が生じたため、長いこと危険視さ

れ、あまり使われていなかった経緯があります。

ところが、1990年代半ばに米国で見直され、「メトホルミン」が比較的安全に、かつ欧米に多い肥満型の2型糖尿病に有効であることが再確認され、それからは飛躍的に使われるようになりました。

ビグアナイド薬が第一選択薬として優先的に用いられる理由をまとめると、以下のようになります。

(1) 歴史があり、これまでに蓄積されたデータやエビデンスが豊富である
(2) 比較的安全に使える（乳酸アシドーシスは注意して使えば、きわめてまれにしか起こらない）
(3) 単独で使用した場合、低血糖は起こさず、体重も増やさない（むしろ食欲を抑えて体重は減ることもある）
(4) 大血管症（心血管合併症）の進行を抑えることが報告されている
(5) 患者のインスリン分泌の多少にかかわらず効果を発揮する
(6) 価格が安い
(7) がんの発症予防効果があることが報告されている

**注意点：**とくに腎機能の悪い人では使うべきではありません。その他、高齢者、心臓・呼吸器疾患のある人、大量飲酒者などには注意が必要。造影剤を使う検査や手術前後には内服を中止します。もっとも多くみられる副作用は下痢・悪心などの消化器症状です。

## インスリン抵抗性改善系②：チアゾリジン薬

おもに骨格筋（筋肉）や肝臓でのインスリンのはたらきを強め、糖の取り込みを促進します。

**おもな作用：**メタボの人を含め内臓脂肪がたまっている人では、脂肪細胞が肥大し、インス

リンのはたらきを弱めたり、血管障害を起こしたりするような物質（「悪玉アディポサイトカイン」）が産生されています。チアゾリジン薬は脂肪細胞を小型化して、インスリン作用を高めるアディポネクチンを増やしてインスリン抵抗性を改善するのです。

**歴史：**1990年代中頃に、トログリタゾン（商品名ノスカール）という薬が承認されました。当時、これは画期的な薬で、それまでになかった「インスリン抵抗性改善薬」として非常に期待され、実際、この薬によって劇的に改善した人も多くいました。しかし、その後、ノスカールによって劇症肝炎（症状が急激に進む肝炎）を発症し死亡に至る例が頻発したため、発売中止になりました。ノスカールに代わって出てきたのが、ピオグリタゾン（商品名アクトス）で、現在日本で使える唯一のチアゾリジン薬です。

**注意点：**もっとも注意すべきは心不全の誘発・悪化です。よく見られる副作用は浮腫（むくみ）ですが、とくに女性で多く認められる傾向にあります。むくみは水分がたまることにより起こるのですが、結果的に心臓に負担をかけ、もともと心臓のはたらきが弱っている人では心不全を生じる危険性があります。

また、体重増加も懸念されます。インスリン抵抗性は、メタボの人を含め肥満者によく見られる問題なので、この薬のよい適応と考えられますが、逆に体重が増えてしまうことは望ましくないので、慎重に適応を判断する必要があります。

さらに、高齢者の骨折のリスクが高くなるといわれています。そのため、高齢者で骨密度が低い人や骨折を起こしている人には注意が必要です。

## インスリン分泌促進系①：スルホニル尿素（SU）薬

1950年代以来、長いあいだ糖尿病のスタンダードな薬として全世界で使われていました。インスリンの分泌を高めるため、とくにインスリン分泌能力の低い人が多いわが国では、従来ほどではないにせよ、今もなお頻用されています。

**おもな作用：**インスリンが分泌される、膵臓のランゲルハンス島β（ベータ）細胞に直接はたらきかけて、インスリンの分泌をうながします。β細胞にSU薬が結合する場所（受容体）があり、そこに作用する結果、インスリンの分泌が刺激されることになります。

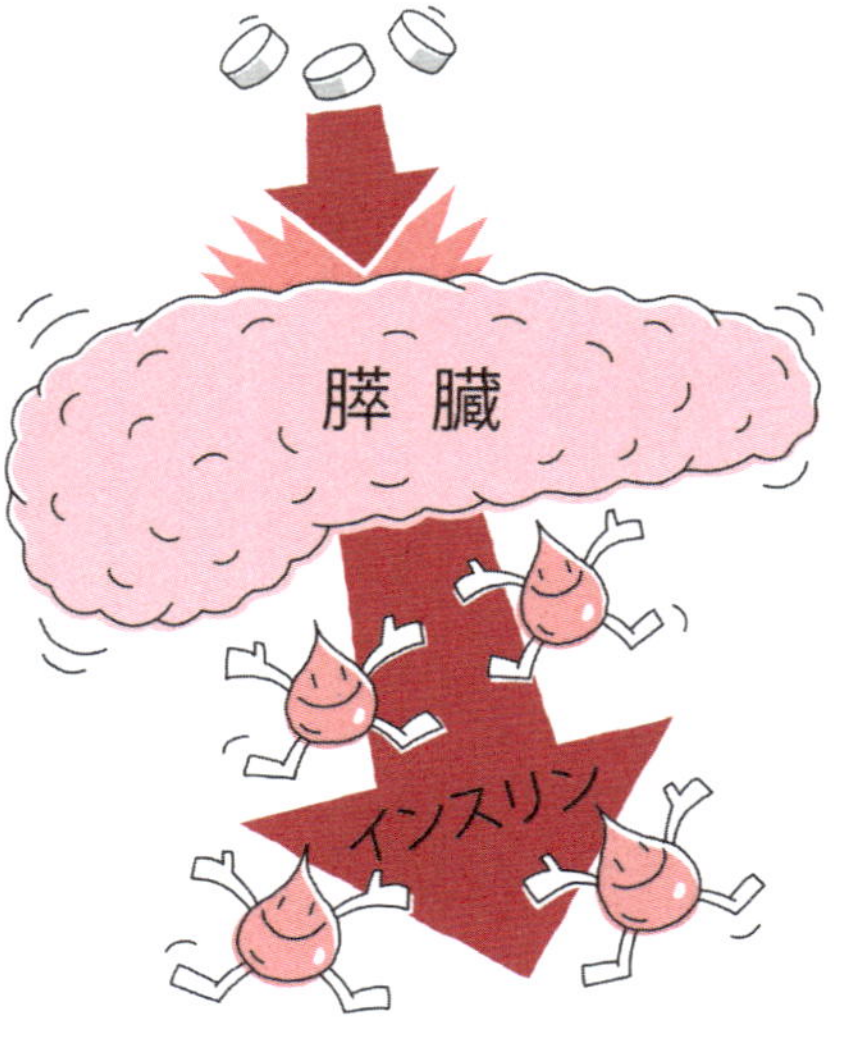


**歴史：**1990年以降になって治療薬の選択肢が広がるまでは、SU薬がほぼ唯一の経口血糖降下薬でした。この薬をめいっぱいまで使って効果がなければ、インスリン注射薬に切り替えるというのが、一般的な治療の流れだったのです。

しかし現在では、これまでにおこなわれた臨床研究の結果（エビデンス）などもふまえ、糖尿病治療の考え方が変わってきたため、使用を控える傾向にあります。

その理由はまず、SU薬によって起こる低血糖の問題です。低血糖は心臓血管系に悪影響を及ぼし、また認知症の悪化にも関連するので、低血糖を起こしやすいこの薬は慎重に使う必要があります。この薬はインスリンを無理やり出させて血糖を下げているようなものなので、食事量が少なかったり、空腹が長く続いたりすれば、インスリンが過剰になって低血糖を起こします。また、食欲が出やすくなって、つい食事量が増え、体重も増加しがちになります。

さらに、もうひとつの問題となるのは、もともとインスリンを出す力が弱い人に、無理やりさらにインスリンを出させることが本当にいいのかどうか、という懸念があることです。この薬を長く使っているとβ細胞に負担をかけてしまい、やせ馬に鞭打つようなもので、逆にインスリン分泌能力を弱めてしまうのではないか、という考え方です。これが事実かどうかは、まだはっきりと証明されたわけではありませんが、使いつづけていると効きが悪くなってくる（「二次無効といいます）ことがあります。やはり弱ったβ細胞には優しくしてあげるべきなのでしょう。

**注意点：**一番気をつけなければいけない副作用は、なんといっても低血糖です。

また薬の効果は、血糖値を下げるだけでなく合併症を抑えることにつながるかどうかが重要視され、評価されます。血糖値を下げる効果は三大合併症の予防にはつながりますが、生死に直結する心筋梗塞や脳卒中などの合併症に関しては、たんなる血糖降下作用だけでは不十分と考えられています。その点でSU薬は、メトホルミンに比べて心血管合併症の抑制効果が弱いと報告されています。

したがって、低血糖を起こさず、体重増加に気をつけながら、必要最小限に使うというのが昨今の傾向です。

## インスリン分泌促進系②：グリニド薬

食後の血糖値を下げる薬です。SU薬同様インスリンの分泌を促しますが、作用時間が短いので毎食直前に服用することで、食後の血糖上昇を抑え、食後高血糖（グルコーススパイク）を防ぎます。

**おもな作用：**作用機序はＳＵ薬と同じです。膵臓のβ細胞のＳＵ受容体に直接結合し、インスリン分泌を刺激します。ＳＵ薬との違いは、非常に速やかに効く点です（「速効型インスリン分泌促進薬とも呼ばれます）。

前にも述べたように、健康な膵臓からは食後にインスリンが非常に速やかに分泌されますが、糖尿病の人では、インスリンの反応が鈍くなっています。その結果、とくに食後の血糖値の上がり方が非常に大きくなるわけですが、グリニド薬はその立ち上がりを早めることによって食後の血糖値を下げるのです。

**歴史：**従来、標準的な治療薬であったＳＵ薬は、長時間にわたり作用が残るため、低血糖が大きな問題でした。その点では、１９９９年に発売されたグリニド薬は、短時間で効果を発揮して終わる分、かえって低血糖のリスクも小さいことが評価されるようになりました。それからもちろん、食後の血糖値を速やかに抑えることも再評価のポイントとなっています。

**注意点：**食事をするごとに、しかも食事の直前というタイミングをきちんと守って飲まなければいけません。ただし、他の薬と併用するなどして、最も血糖値の上がりやすい食事のときのみ（1日1～2回）服用するという方法もあります。副作用は、起こるとしたら低血糖ですが、短時間作用型なので、低血糖の頻度はＳＵ薬などに比べたら低く、体重増加もそれほど懸念しなくてよいと思います。

## インスリン分泌促進系③：DPP-4阻害薬（インクレチン関連薬）

２００９年に発売された比較的新しい薬です。単独では低血糖を起こさず、体重も増やさない、比較的副作用が少なくて高齢者にも使いやすいことなどをメリットとして、とくにわが国では広く使われるようになりました。食前血糖値だけでなく、食後血糖値に対しても下げる働きをします。

**おもな作用：**食事をとると、小腸からはGLP－1（Glucagon-like Peptide-1）やGIP（Glucose-dependent Insulinotropic Polypeptide）というホルモンが出てきます。これらのホルモンを総称して、**インクレチン**といいます。

インクレチンにはインスリンを分泌させるはたらきがあります。それに加えて、インスリンと反対に血糖値を上げるグルカゴンの分泌を抑えます（その他の働きも含めて、図4－3を参照してください）。これらの作用によって、食前のみならず食後の高血糖を下げる効果を発揮します。

インクレチンの都合のよいところは、血糖値が高いときに作用して、血糖値が下がってくると作用が弱くなるという点です。これは低血糖を起こさない、という利点につながります。

ここでは経口薬であるDPP－4阻害薬とともに、同じインクレチン関連の注射薬であるGLP－1受容体作動薬についても解説します。

**歴史：**インクレチンは糖尿病の治療に使えるのではないかと、以前から注目されていました。しかしこれを薬にしようとすると、非常に大きな問題があったのです。

インクレチンが腸から分泌されると、DPP－4（Dipeptidyl Peptidase-4）という一種の酵素が、GLP－1やGIPをたちまちに分解してしまいます。そのため、インクレチンの活性はすぐになくなってしまうのです。仮に、GLP－1やGIPを薬にして身体に入れたとしても、DPP－4によって分解されてしまいますから、これでは薬になりません。

この問題を、まさに人類の叡智によって薬に開発してできたのが、インクレチン関連薬であり、その一つがDPP－4阻害薬です。もう一つ、後に述べるGLP－1受容体作動薬という注射製剤もインクレチン関連薬に含まれます。

まずは、インクレチンが分解されないようにすればいい、そのためには、分解酵素であるD

PP-4の働きを抑えてしまえばいい、という発想です。DPP-4の酵素を阻害することにより、インクレチンが血中に長くとどまり、血糖降下作用を発揮することができます。現在では、この作用が1週間にわたり続く、週1回内服のDPP-4阻害薬も使われるようになりました。

もうひとつの発想は、DPP-4によって分解されないGLP-1を作ってしまおう、というものです。そのために、GLP-1の構造を人工的に少し変えて、DPP-4によっては分解されないけれどもGLP-1と同じような作用を持つ薬が開発されました。これがGLP-1受容体作動薬です。その名のとおり、GLP-1が結合する受容体に作用して、GLP-1同様のはたらきをするのです。

**注意点**：DPP-4阻害薬は経口薬であり、毎日服用するものと週1回内服のもの（ウィークリー製剤）があります。一方、GLP-1受容体作動薬は注射薬ですが、やはり連日用だけでなく週1回注射すればよいものがあります。

両者の違いは、注射薬のほうがGLP-1の血中濃度がはるかに高くなることであり、効果としては注射薬のほうが強く、併せて体重減少作用もあります。その代わり副作用のリスクも高くなることが欠点です。

DPP-4阻害薬は、これまでのところあまり重大な副作用は報告されていません。高齢者でも比較的安全に使えて、腎機能が非常に悪い場合でも使える製剤があります。一方、GLP-1受容体作動薬は、悪心・嘔吐・下痢・便秘といった消化器系の副作用があらわれやすく、とくに使いはじめに注意が必要です。

インクレチン関連薬では急性膵炎を起こすリスクもいわれていますが、これまでのところは比較的安全に使える薬とされています。ただし、まだ歴史が浅い薬ですから、たとえば20年以上使ってどうかという長期の副作用（たとえば発が

図4-3

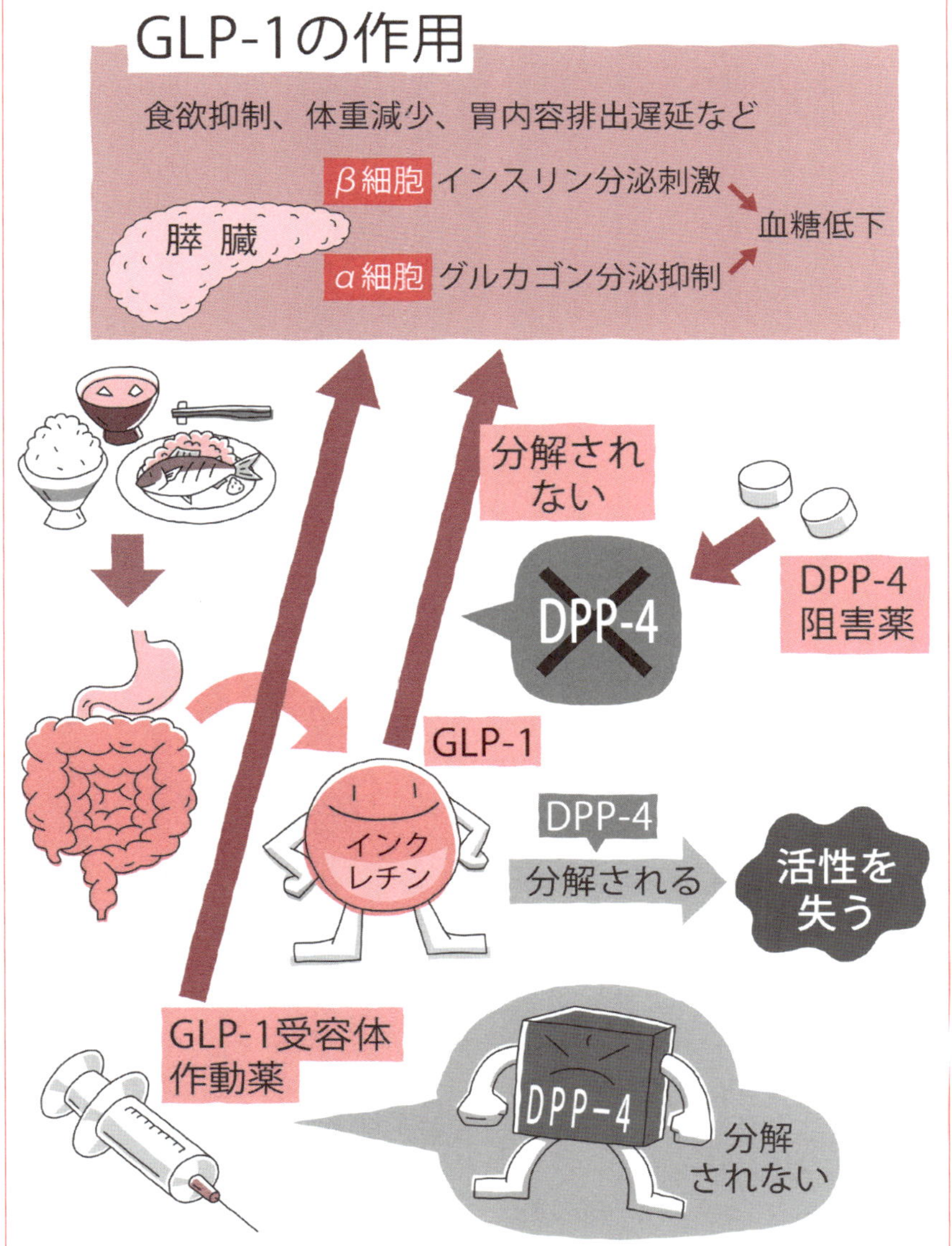
GLP-1の作用
食欲抑制、体重減少、胃内容排出遅延など
β細胞 インスリン分泌刺激
膵 臓
α細胞 グルカゴン分泌抑制
血糖低下
分解されない
DPP-4
DPP-4阻害薬
GLP-1
インクレチン
DPP-4
分解される
活性を失う
GLP-1受容体作動薬
DPP-4
分解されない

ん性など）については、まだ不明といわざるをえません。

**基本作用以外の利点：**高齢者でも、腎臓や肝臓の悪い人でも使える場合が多く、とくに日本人やアジア人で効果が高い、というデータもあります。

さらにこの薬には、経口薬・注射薬とも、週に1回投与するだけでよい、ウィークリー製剤が登場しました。これは画期的なことで、従来の糖尿病治療薬にはなかったものです。

たとえば認知症のある高齢者で、自己管理ができないような方には、週1回、介護にあたる人がDPP-4阻害薬をのませてあげたり、訪問看護師さんが週1回訪問のときにGLP-1受容体作動薬を注射してあげたりするなど、管理するうえでの利点もあります。仕事が忙しくて平日にはなかなか薬の管理ができない、という人も、日曜日に1回飲む、あるいは注射くらいならできる人は多いでしょう。これからウィークリー製剤を使う人が増えてくるのではないでしょうか。

## 糖吸収・排泄調節系①：α-グルコシダーゼ阻害薬（α-GI）

腸のなかでの糖の分解・吸収を遅らせることにより、食後の血糖上昇を抑える薬です。

**歴史：**1990年頃に登場した薬で、30年近くの歴史があります。最初に発売の「アカルボース」に加え、「ボグリボース」、「ミグリトール」と現在までに3種類のα-GIが使われています。

**おもな作用：**α-グルコシダーゼとは、腸のなかで炭水化物を分解していく過程で単糖類への分解を促進し、消化・吸収を助ける酵素です。マルターゼ、イソマルターゼ、スクラーゼ、ラクターゼなどの種類があります。

α-GIはα-グルコシダーゼを阻害する薬であり、結果として糖の分解が抑えられ、吸収

図4-4

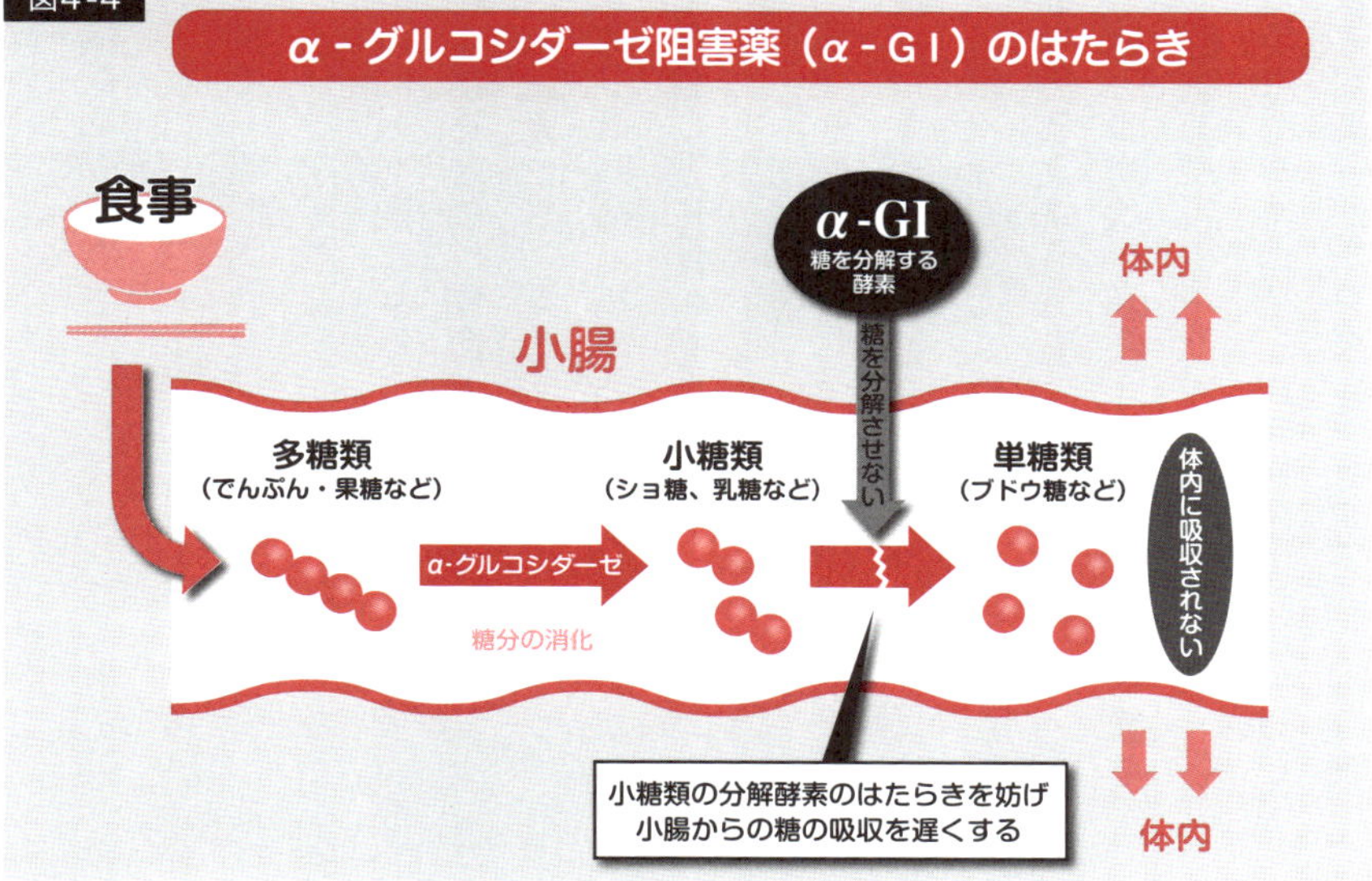
α-グルコシダーゼ阻害薬（α-GI）のはたらき
食事
α-GI
糖を分解する酵素
糖を分解させない
体内
小腸
多糖類
（でんぷん・果糖など）
α-グルコシダーゼ
糖分の消化
小糖類
（ショ糖、乳糖など）
単糖類
（ブドウ糖など）
体内に吸収されない
小糖類の分解酵素のはたらきを妨げ
小腸からの糖の吸収を遅くする
体内

図4-5

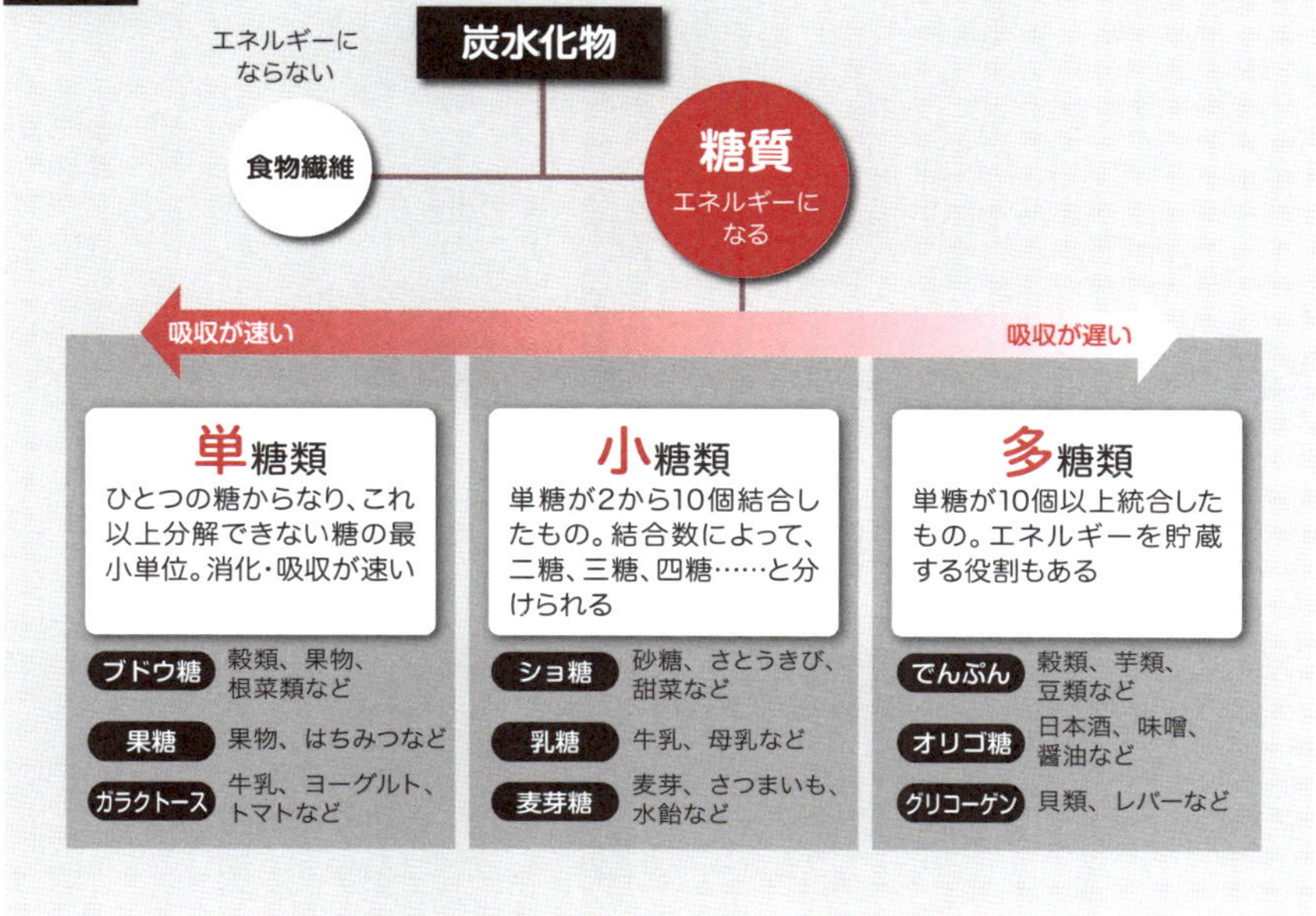
炭水化物
エネルギーにならない
食物繊維
糖質
エネルギーになる
吸収が速い
吸収が遅い
単糖類
ひとつの糖からなり、これ以上分解できない糖の最小単位。消化・吸収が速い
ブドウ糖 穀類、果物、根菜類など
果糖 果物、はちみつなど
ガラクトース 牛乳、ヨーグルト、トマトなど
小糖類
単糖が2から10個結合したもの。結合数によって、二糖、三糖、四糖……と分けられる
ショ糖 砂糖、さとうきび、甜菜など
乳糖 牛乳、母乳など
麦芽糖 麦芽、さつまいも、水飴など
多糖類
単糖が10個以上統合したもの。エネルギーを貯蔵する役割もある
でんぷん 穀類、芋類、豆類など
オリゴ糖 日本酒、味噌、醤油など
グリコーゲン 貝類、レバーなど

を遅らせることになります（図4-4）。

糖尿病の患者さんの多くは、くり返し述べたように、インスリンは分泌されるのですが反応が鈍く、吸収された糖を処理するに見合ったインスリンを出すことができません。そこで、腸での吸収を遅くすることにより、その欠点をカバーするという発想です。

**注意点：**この薬を服用するタイミングは、グリニド薬同様、基本的に食事の直前です。そして毎食ごとに飲む必要があり、とくに外食のときなど、つい服用を忘れがちになります。

もっともあらわれやすい副作用は消化器系の症状ですが、とくに腸にガスがたまりやすく、腹部膨満感が生じます。なかにはおならがよく出て困るという人もいます。

ひとつ注意が必要なのは、この薬を飲んでいて低血糖が起こった場合、砂糖は分解・吸収が遅くなりますので、血糖値を上げる効果が弱くなる可能性があります。必ずブドウ糖の服用で対処してください。

**基本作用以外の利点：**境界型（予備群）の人が糖尿病の発症予防を目的として服用することも承認されています。ただし、副作用や費用対効果の問題などがあるので、一概にすすめられるものではありません。主治医とよく相談したうえで服用するようにしてください。

## 糖吸収・排泄調節系②：SGLT2阻害薬

糖尿病の経口薬でもっとも新しく、２０１４年に発売されました。当初は副作用の問題など懸念されていましたが、今では予想されていた以上の利点が報告されており、注目と期待が集まっている薬です。

ごく簡単にいうと、尿のなかに糖をどんどん出してしまうことで血糖値を下げる、という薬です。尿に糖が排泄されれば、カロリーのロスにもなるので、結果的に体重を減らす効果も利

図4-6

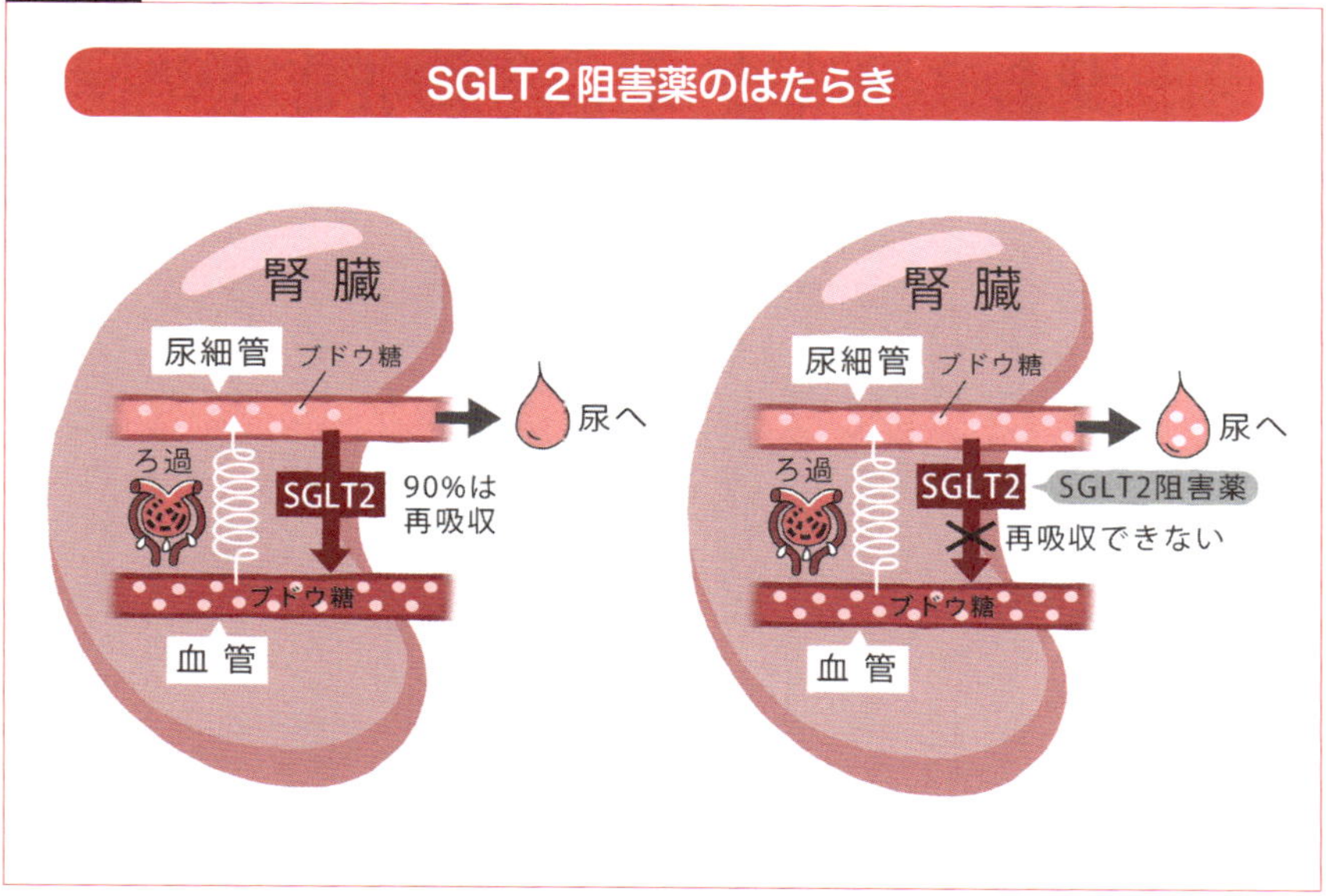


点とされています。

**おもな作用：**健常人では尿に糖は出ません。糖は大事な栄養素ですから、尿に出ないようなしくみが腎臓に備わっています。腎臓は、血液のなかの不要なものを尿として排泄するはたらきを担っています。タンパク質やブドウ糖などは、尿がつくられる過程で腎臓によって身体に戻されることになります。これを「再吸収」といいます（図4-6）。

SGLT2は「ナトリウム・グルコース（ブドウ糖）共役輸送体」というタンパク質で、まさにブドウ糖を体内に再吸収するはたらきをします。それを妨害するのがこの薬です。この薬によって、本来であれば再吸収して身体に戻すブドウ糖を、どんどん捨ててしまいます。つまり、糖尿病患者さんの血液のなかに過剰にある糖分を出してしまうという発想です。

その作用機序から体重を減らす効果が期待されますので、肥満の人によい適応と考えられます。

**注意点：**まず気をつけなければいけないのが、脱水です。ブドウ糖を排出するために尿量も増えますので、その分不足しがちな水分を意識して十分にとりましょう。また、尿路と性器の感染症が起こりやすくなります。女性に頻度が高いのですが、男性でも起こります。尿路なら膀胱炎、尿道炎、腎盂腎炎などが、性器ならカンジダなどになりやすくなります。

また、糖が尿に出て行く分、かえって糖分が欲しくなり、糖質摂取量が増えてしまうことになりかねません。それでは薬を飲んだ意味がなくなってしまいますので、気をつけてください。

**歴史（背景）：**尿糖排泄を促進する薬物の存在はかなり前から知られており、実験研究にも使われていました。それがいよいよ糖尿病の治療薬として登場したわけです。作用機序が明確ですので、当初は、とくに高齢者で脱水や腎機能障害、脳梗塞の発症など、さまざまなリスクの懸念がありました。

ところが、いざ使いはじめてみると、後に述べるように血糖値の改善のほかにも、さまざまな利点があることがわかってきたのです。とくに合併症に及ぼす効果については衝撃的ともいえるものであり、今もっとも注目されている薬といってよいでしょう。

**基本作用以外の利点：**血糖値が下がることは当然としても、その他、血圧、脂質、尿酸値なども下げるはたらきがあります。また、体重減少とともに脂肪肝を示す数値も改善します。特筆すべき臨床効果として、この薬を飲みはじめて比較的短期間でも、心不全や死亡のリスクを明らかに減らすことが報告され、大きな話題を呼びました。つまり、この薬がとくに心不全などの合併症治療薬としても意義がある可能性が示されたのです。加えて腎臓保護効果もあることが明らかになり、腎症予防薬としての有用性も期待されています。

ＳＧＬＴ２阻害薬には、尿とともに糖を出す、つまり利尿（水分を排出する）効果があります。従来心不全の治療に使われてきた利尿薬とは異なるメカニズムで利尿作用を発揮することが、心不全によい結果をもたらしたことが考えられます。

腎臓に関しても、糸球体という大切な場所の圧力を減らすことで、腎機能の悪化を予防する、すなわち腎保護効果を発揮するものと考えられます。

**高齢者には使えるか：**議論になっているのは、高齢者への使用です。最近では高齢者にも比較的安全に使えるとする調査結果が出てはいますが、あまり楽観視すべきではないと思います。高齢者によくみられる傾向として、喉の渇きを感じにくいので水を飲まないということがあります。ＳＧＬＴ２阻害薬によって脱水傾向になりうることは事実ですし、血液が濃縮されれば脳梗塞も起こしやすくなります。

さらには、糖を体外にどんどん排出して不足してしまうと、身体は脂肪や筋肉のたんぱく質を分解して（肝臓で）ブドウ糖を作りだそうとします。

ただでさえ筋力の低下している高齢者に、さらに筋肉量を減らすことには心配があります。高齢者の筋肉が減ってしまうと、いわゆる「サルコペニア」（加齢性の筋肉減少症）という状態になり、フレイル（虚弱）を助長しかねません。今後も慎重に検証をおこなっていく必要があります。

**糖質制限者への注意：**この薬で注意しなければいけないと思う危険な副作用は、糖尿病ケトアシドーシスです。血糖を下げる薬なのに、なぜケトアシドーシスを起こすのか、疑問に思うかもしれませんが、ちゃんとした理由があります。

ＳＧＬＴ２阻害薬によってブドウ糖が尿中に排泄されると、身体は自然とブドウ糖を作って補おうとします。

ここでエネルギーを得る方法として3つの回路があるのですが（図4-7）、手っ取り早くは食事から摂取された糖質や肝臓・筋肉などに貯まっているグリコーゲンを分解することによってブドウ糖を作り出します。しかし、SGLT-2阻害薬のためにブドウ糖が尿のなかへ失われてしまうと、それではとても補いきれません。

その場合、身体のタンパクや脂肪を分解し、それを材料にブドウ糖を作るわけですが、脂肪分解によって作られたものをもとにケトン体が産生されます。糖質制限をしている人であれば、糖質がさらに不足することになりますから、ますますケトン体が作られます。ケトン体が過剰にたまって、血液が酸性になる（アシドーシス）のがケトアシドーシスでした（第2章参照）。

通常、1型などで起こるケトアシドーシスでは、異常な高血糖をともないます。しかし、この薬を使ったときには、皮肉なことに糖がどんどん尿に排泄されていますので、じつは血糖値はそれほど高くならないでケトアシドーシスが起こりうるのです。

また、血糖値があまり高くないことにより、診断がつきにくいことも問題になります。このような、血糖値の高くならないケトアシドーシス（正常血糖ケトアシドーシス）は、米国でも日本でも実際に報告されています。それほど数は多くはありませんが、このように危険な副作用が起こりうるということは心しておくべきです。

図4-7

## エネルギーをつくる３つの回路

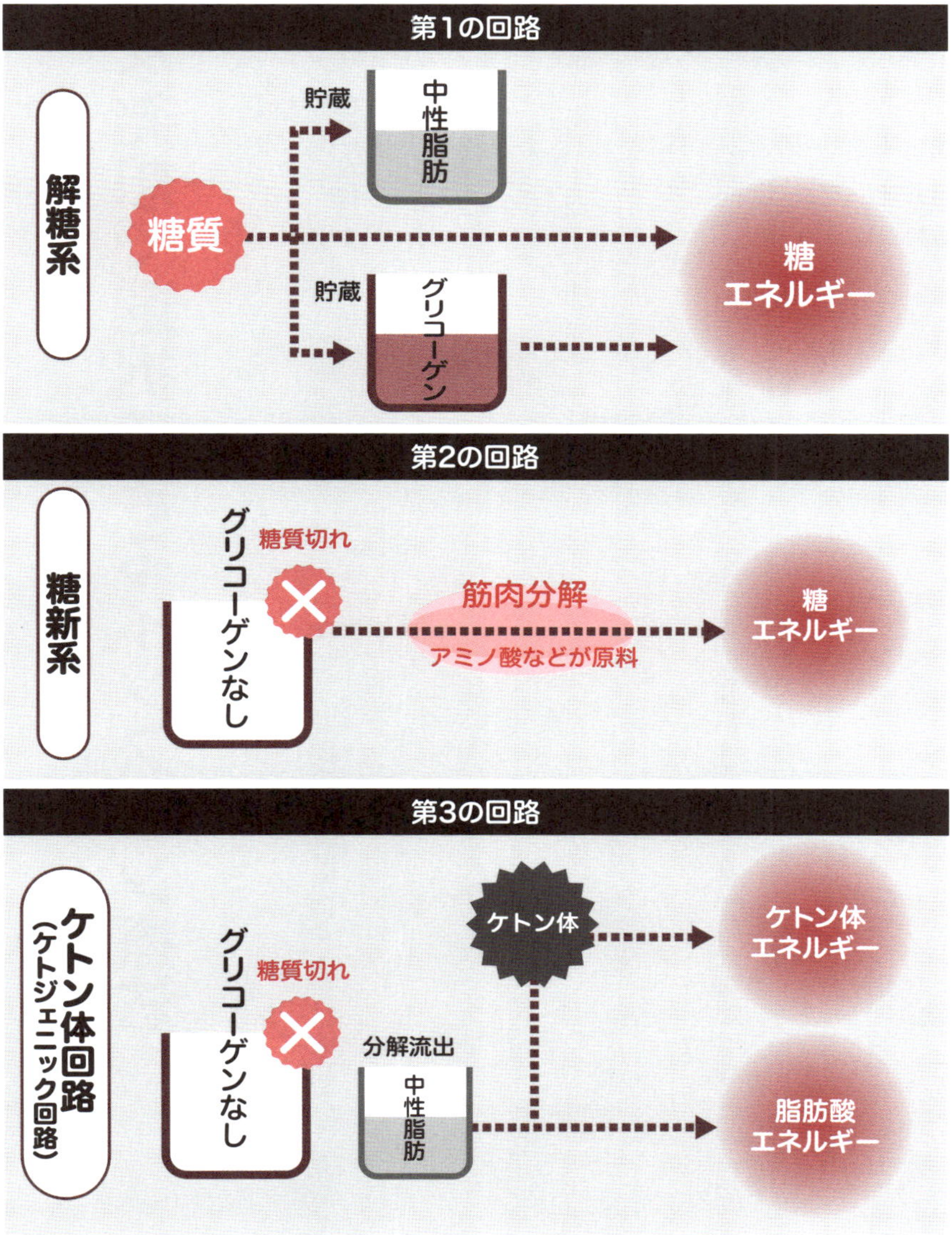

糖尿病治療の基本

# 柔軟な発想で選択できるインスリン療法

## インスリン療法とは

さて、薬物療法の最後は、いよいよインスリン療法についての解説になります。

インスリンはなんといっても生理的、つまりもともと身体にあって血糖調節をおこなっているホルモンですので、もっとも確実に血糖値を下げる薬物でもあります。経口薬の効果は個人差が大きく、使える量にも限界（極量）がありますこれに対して、インスリンは投与量をどんどん増やしていけば、よほど特殊な病態は別として、それに応じて血糖値が下がっていきますし、とくに投与量に限界があるわけではありません。極論すれば、どんな糖尿病の人でもインスリンを使ってはいけない、ということはないのです。

とはいえ、インスリン療法をおこなうべき状況というのは、ある程度決まっています（図4-8「インスリン療法の適応」）。ここでは**絶対的適応**、つまりインスリン療法をおこなわなければならない状態と**相対的適応**、インスリン療法をおこなわなくても危険な状態にはならないかもしれないが、おこなったほうが望ましいと考えられる場合に分けて示してあります。

先ほどインスリン療法は生理的、と表現しましたが、けっして体内と同じように作用するものではありません。インスリンは本来膵臓から分泌されて、門脈という肝臓に向かう血管に入り、肝臓にいったん到達して作用を及ぼしたあとに全身にまわります。これに対して、インスリン療法は、皮下注射または静脈注射という方法で身体に入れるのですが、吸収あるいは注入されたインスリンは静脈系に入って心臓に行き、動脈によって全身に供給されるという、正常とは異なるルートで運ばれることになります。

そして、なんといっても最大の違いは、正常の身体ではインスリンは必要に応じて分泌が刺激されたり、抑えられたりする、つまり自動調節機能（フィードバック）によって時々刻々と量が変わるわけですが、インスリン療法ではそれほど細かい調節はできません。最近では血糖値を連続して測定し、その結果に応じてポンプでインスリンを注入する機器が開発されましたが、まだまだ十分普及するには時間がかかりそうです。つまり、現行のインスリン療法には限界が

◎インスリン療法の摘要　図4-8

**絶対的適応**

①インスリン依存状態
②高血糖性の昏睡（糖尿病ケトアシドーシス、高浸透圧高血糖症候群、乳酸アシドーシス）
③重症の肝障害、腎障害を合併しているとき
④重症感染症、外傷、中等度以上の外科手術（全身麻酔施行例など）のとき
⑤糖尿病合併妊娠
⑥静脈栄養時の血糖コントロール

**相対的適応**

①インスリン非依存状態の例でも、いちじるしい高血糖
（たとえば、空腹時血糖値 250mg/dl 以上、随時血糖値 350mg/dl 以上）を認める場合
②経口薬療法では良好な血糖コントロールが得られない場合
（SU 薬の一次無効、二次無効の場合など）
③やせ形で栄養状態が低下している場合
④ステロイド治療時に高血糖を認める場合
⑤糖毒性（高血糖がさらなる高血糖を呼ぶ悪循環）を積極的に解除する場合

糖尿病治療ガイド2016-2017より抜粋

ある、ということです。

## インスリンの分泌のしくみ

インスリン製剤は、実際にどのような考え方に基づいて、どのように使うのでしょうか。

基本は、「正常な人のインスリンの出方を模倣する」ということです。第3章のインスリン分泌の検査のところでも述べたように、1日のインスリン出方は、食事と関係なく分泌されるもの（基礎分泌）と食事摂取に応じて分泌されるもの（追加分泌）に分けられます。

糖尿病専門医がインスリン療法の組み立てを考える際には、必ず頭のなかに「基礎分泌」と「追加分泌」を合わせた生理的なインスリン分泌パターンを思い浮かべています。それをもとに、あとで述べる各種インスリン製剤の特性を応用して、どのように注射をおこなうかをデザインしていくのです。

## インスリン製剤の種類

インスリン療法に使われるインスリン製剤にはいろいろな種類があります。ひと言でいえば、注射をしてからの作用時間をさまざまに変えるように製剤に工夫をほどこしているのです。

前にも述べたように、インスリンは当初、動物のインスリンを薬として使っていたのですが、1980年代以降はヒトのインスリンが使われるようになりました。さらに近年では、作用時間をきわめて短く、あるいは長くするため、あえて一部構造を変えた製剤（インスリンアナログ）も使われています。

インスリンの製剤は現在、作用時間ごとに「超速効型」「速効型」「混合型」「中間型」「持効型溶解」そして「配合溶解」の6種類に分け

◎インスリン製剤のタイプ　図4-9

| タイプ | 作用発現時間 | 作用持続時間 | 作用時間のイメージ 0 4 8 12 16 20 24 | 分泌種類 |
|---|---|---|---|---|
| 超速効型 | 10～20分 | 3～5時間 | | 追加分泌 |
| 速効型 | 30分～1時間 | 5～8時間 | | 追加分泌 |
| 混合型 | 10～30分 | 18～24時間 | | 追加分泌<br>基礎分泌 |
| 中間型 | 30分～3時間 | 18～24時間 | | 基礎分泌 |
| 特効型溶解 | 1～2時間 | 24～42時間以上 | | 基礎分泌 |
| 配合溶解 | 10～20分 | 42時間以上 | | 追加分泌<br>基礎分泌 |

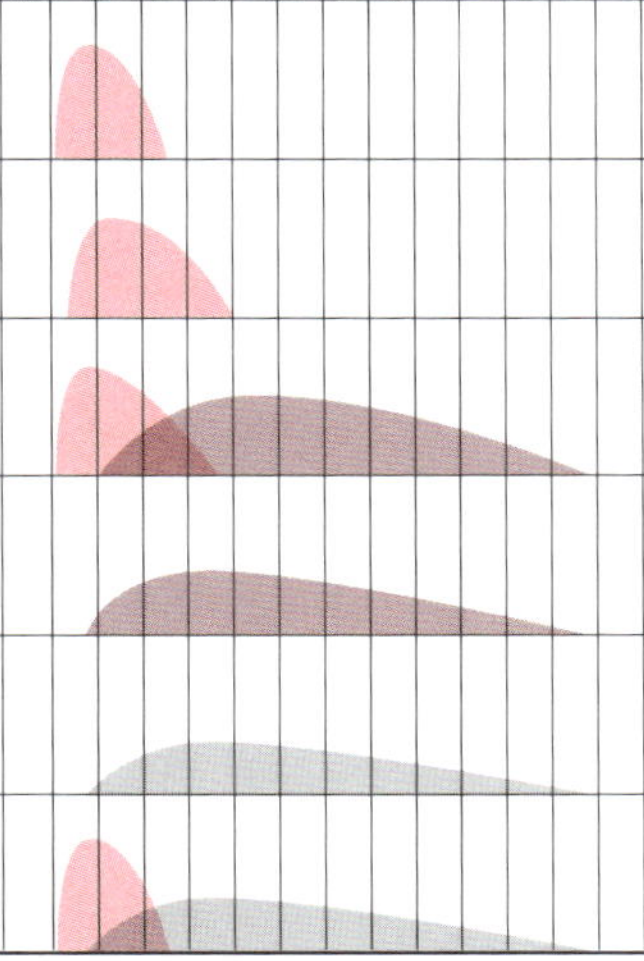

られます（図4-9参照）。表にも示されているように、それぞれは正常人の「基礎分泌」または「追加分泌」の役割を果たすように作られたものです。

以前は、ほとんどが「速効型」と「中間型」、そしてそれらの「混合型」の3種の製剤で治療をおこなっていました。ところが、従来「速効型」と呼ばれていたものは、健常な身体から速やかに分泌されるインスリンと比べると、だいぶ遅れて効く、とても〝速効〟とはいえないものでした。そのため、本来の追加分泌と同じような速さで効果を発揮する「超速効型」（インスリンアナログ製剤）が開発されたのです。ここで「アナログ」とは、似て非なるものという意味で、基本的にはインスリンなのですが、一部構造が変わっているので、真のインスリンとは構造が違うものとして区別されます。

一方、以前は「中間型」で基礎分泌を補う方法をとっていましたが、その作用時間から考えると、通常1日2回注射しなければなりませんでした。近年では作用時間をいちじるしく延長して、24時間以上効果が持続する「持効型」が、ややはりインスリンアナログ製剤として使われています。

インスリン製剤については、発現時間（注射してから効きはじめるまでの時間）、最大作用時間（効果がピークに達するタイミング）、そして作用持続時間（十分な効果がなくなるまでの時間）を覚えておくとよいでしょう。インスリンを注射した後、どういうふうに効果が出て血糖値が下がるのか、そして低血糖が起こりやすい時間帯はいつかを知るためにも大切な情報ですから。

もう一つ知っておいたほうがよいのは、ネーミングです。たとえば「R」とついている製剤は「速効型」を意味しますし、「N」とついているものは「中間型」を意味します。「混合型」では25・30・50・70などの数字が入っていますが、これは含有されている「（超）速効型」が何％含まれているかをあらわしています。たとえば「ヒューマログミックス25」という商品名のインスリン製剤には「超速効型」成分が25％、残りの75％は「中間型」成分だということになります。

## 特効型インスリン製剤で基礎分泌をカバー

そうすると一番わかりやすい基本型の治療法は、基礎分泌のインスリンを「持効型」で補い、3回の食事前の追加分泌に対して「超速効型」または「速効型」を注射するという、1日4回の投与となります（図4-10参照）。これは実際に1型糖尿病、あるいは一部2型糖尿病でもおこなわれている、「強化インスリン療法」と呼ばれる方法です。

皮下注射で厳格なコントロールをしようとすれば、この「強化療法」がもっとも標準的な方法ということになりますが、とくに1型糖尿病では、この方法でも安定したコントロールが得られるとは限りません。しかし、状況に応じて、それぞれのインスリンの量を増減できるという点で、細かい調節が可能です。

## インスリン療法は自由度が高い

実際には、必ずしも4回の注射が必要というわけではなく、より簡便な打ち方でコントロールすることも十分可能です。すでに述べたようにインスリンの出方には個人差が大きく、一般的には出方が弱い人ほど細かい調整、つまり頻回の注射が必要となる傾向にあります。要は、患者さんごとに1日の血糖値の動きを知り、それに応じてどのような製剤をどのタイミングで打つかを考えるのです。

もちろん、注射の回数は、それだけで決まるものではありません。インスリン療法は自己注射でおこなうのですから、管理能力が問われます。たとえば、認知症の進んだ高齢者では自分で注射をすることができませんから、家族や介護者が打つことになります。このような場合には、たとえ十分なコントロールができなくても、家族の負担を少しでも減らすために、なるべく少ない回数で打つようにします。また、仕事の関係で注射回数が限られる場合や食事時間がまちまちなど、個人の事情を考慮して打ち方を考えますし、「混合型」を活用すれば注射回数の節約にもなります。

すなわちインスリン療法は、必ずしも標準的なやり方にとらわれることなく、柔軟な発想で製剤の選択や回数、タイミングの設定ができるのです。インスリン療法をおこなう際には、ぜひ自分の生活や事情を主治医に伝え、最適の方法は何か、相談してみてください。

ここで、「責任インスリン」という考え方を紹介します。各製剤の作用時間によって、1日のどの時間帯の血糖値をコントロールするかが決まってきます。たとえば食事ごとに打つ「(超)速効型」は、その食事の後(朝・昼であれば次の食事までの間)の血糖コントロールの責任を持ちます。つまり、朝食前に打つ「(超)速効型」は午前中、昼食前に打つものは午後というようにします。「持効型」であれば1日を通して作用しますが、基本的には朝の空腹時血糖値を適切な範囲にコントロールすることが大きな役目です。

インスリン療法をおこなっている人では、多くの方が血糖値を自分で測定されていると思いますが、この「責任インスリン」はどれか、を知ることにより、ある時間帯の血糖値が高ければ、その「責任インスリン」を増量し、低血糖の怖れがあれば減量するというように、注射量を調整することができるのです。

図4-10

## インスリン注射の例

❶ 速攻型または超速攻型インスリンを毎食前３回、就寝前に中間型または持効型溶解インスリンを注射

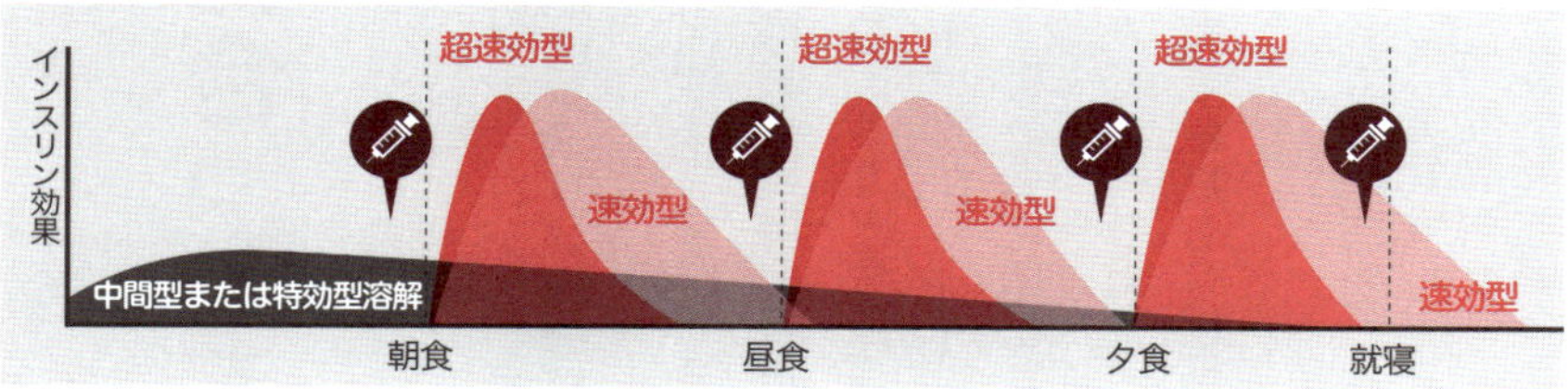


❷ 中間型または持効型溶解

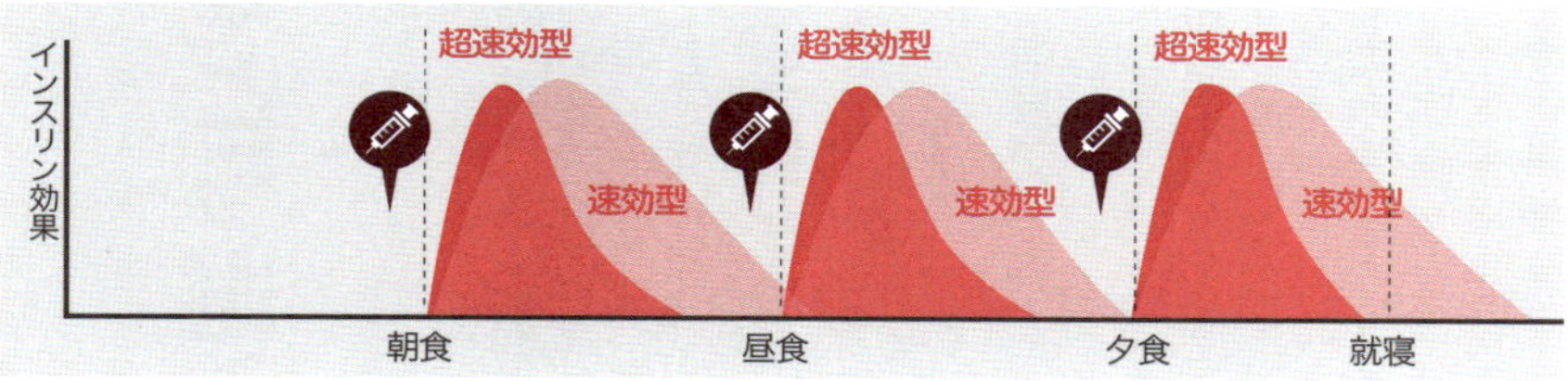


❸ 混合型インスリンを１日２回注射

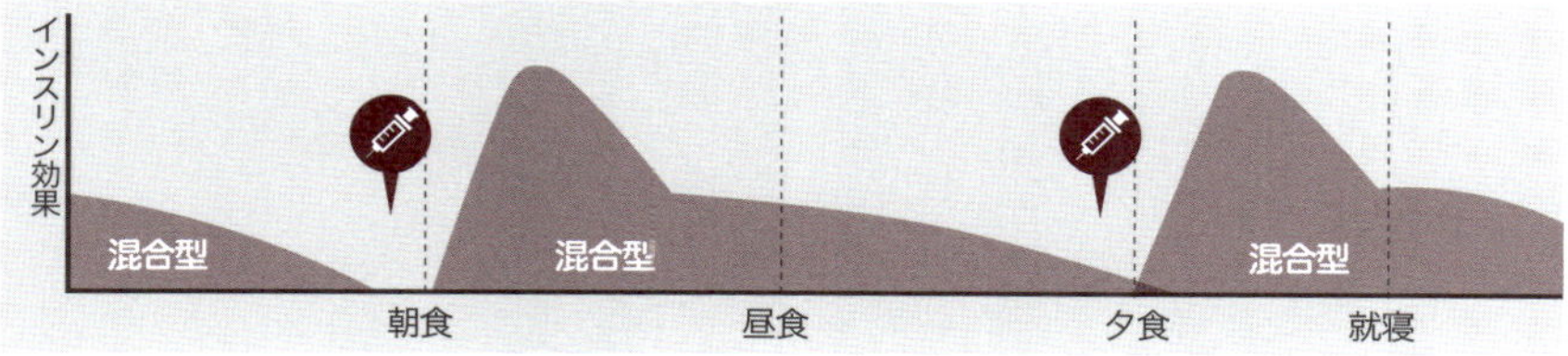


❹ 混合型インスリンを１日２回注射、
昼食前に速効型または超速効型インスリンを追加

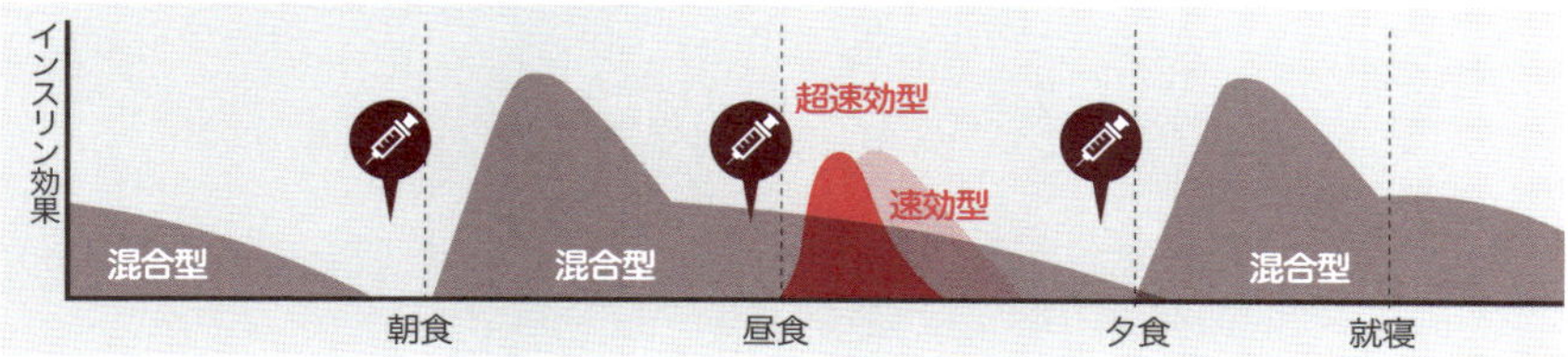

ベストな薬は人それぞれ違う

# 自分に合った薬をどう選ぶか

## どんな人がインスリン治療に向いている?

インスリン治療は、注射の痛みやわずらわしさ、低血糖の怖れ、費用の負担、あるいは他人に知られたくない、などさまざまな理由から敬遠されがちです。しかし、インスリンの出方が弱い人は、経口薬を使ってもなかなか効果が出ないことも少なくありません。そのため、注射を避けるために4種類も5種類も併用している人がいます。

あまり効果があらわれないのに多種類の薬を飲みつづけるよりは、じつはインスリン注射のほうがはるかに効果的な場合があります。注射は大変かもしれませんが、有効性や効率性を考えれば、インスリン療法を選択すべきでしょう。

弱った膵臓の機能も、血糖コントロールが悪い状態が続けば、ますます弱っていくことになるかもしれません。インスリンを外から補うことで、膵臓を休ませ、機能を温存する。そういう考え方があることも、ぜひ知っておいてください。

## インスリン治療と血糖の自己測定

インスリン治療を始めたら、できるだけ血糖の自己測定（ＳＭＢＧ：Self Monitoring of Blood Glucose：エスエムビージー）もセットでおこなうことが必要です。自宅でも、どこでも簡単な機器を使って、すぐに結果が得られますので、ふだんの状況を知ることができ、自己管理に役立ちます。逆にいえば、病院を受診したときの血糖値とＨｂＡ１ｃの測定ぐらいでは、本当にきちんとした管理ができているかどうかはわかりません。日々の血糖値を見ることにより、「血糖が高いなぁ、なんでだろう？」と考えることで原因が推測できます。インスリンの量を調節するためにも血糖自己測定は必須です。もちろん低血糖予防にもつながります。

糖尿病患者さんや境界型、予備群の人にも自己測定はおすすめですが、残念ながら保険適用になっているのは、インスリンとＧＬＰ－１受容体作動薬（１４０ページ参照）の注射療法をおこなっている人のみです。それでも、自費でも構わない、という方は、回数は少なめで結構ですから、ぜひやってみてください。

通常の自己測定は、一回一回皮膚を傷つけて、血液をごく少量ですが採取する必要があります。現在はそれに加えて、皮下にセンサーを装着して最大２週間（14日）連続で測れる連続血糖モニター（ＣＧＭまたはＦＧＭ）が使われるようになりました。これは正確に言うと、血液ではなく皮下の組織の水分（リンパ液）の血糖濃度を測ることで、血糖測定の代用をしていることになります。これからますます普及するものと予想されますが、糖尿病学会の声明では、これはあくまでも補完的な検査という位置づけです。血糖値を測る場合は、従来のように血液をとって測ることが推奨されています。

## インスリン治療はポンプ注入法もある

インスリンポンプ療法（ＣＳＩＩ：Continuous

Subcutaneous Insulin Infusion）は、携帯型のインスリン注入ポンプを使って、皮下に針を埋めておき、そこから持続的にポンプがインスリンを注入する治療法です。食事をしたときには、プッシュして必要なインスリンを追加で注入します。

皮下注射で血糖のコントロールがうまくいかない、あるいは注射のわずらわしさをなくしたいなどの場合におこないます。

ポンプは従来、ときに機器の不調から事故も起きたりしていましたが、最近の機器は進歩し、比較的安全に使えるようになっています。しかし、インスリンを皮下注入しているという点では通常の治療法と変わりありません。最近、血糖値の連続測定の結果に応じてインスリンの分泌と抑制を自動でコントロールできるような機器（デバイス）も登場しています。小型の人工膵臓ともいうべきもので、今後1型糖尿病や厳格なコントロールが必要な患者さんに福音となることが期待されています。

## 薬は変えたりやめたりできることがある

薬を始めるときにもっとも多く聞かれる質問は「一度薬を飲みはじめたら（インスリン注射を始めたら）、もうやめられないのですか？」というものです。当然、その時点では薬を使わなければならないから使うのですが、その後の経過によっては、薬をやめたり減らしたりすることは可能です。とくに患者さんの生活状況が改善し、食事療法が守られ、運動を始め、体重が減り、などということになれば、血糖コントロールも自ずとよくなりますから、そうなれば方針も変わります。

ただし、もともとインスリン分泌能が弱い方など、遺伝的に備わった体質については、現代の医学で解決できる問題ではありません。たとえ薬を生涯続けることになったとしても、病状をコントロールし、合併症を予防することのほうが大切です。「薬を使うことのリスク（副作用）」もあれば、「薬を使わないことのリスク（合併症）」もあることを、よく認識していただきたいと思います。

## 自分に合った薬をどうやって選ぶか

さて、ひととおり薬の特徴がおわかりいただいたところで、どのような薬を選択するか、という問題になります。できることなら、なるべく少ない量と種類の薬で、負担なく治療できることが理想でしょう。そのために、どうすればよいのでしょうか。

まず大切なことは、どんな薬を使ったとしても、基本の食事療法が適切におこなわれなければ、十分な効果が得られないということです。

インスリンの注射を、しかも1日何回も打っていても、血糖コントロールがよくない人は珍しくありません。そもそもインスリン注射を必要とすること自体、管理が難しい糖尿病であるという言い方もできるのですが、なかにはあまり血糖値への影響を考えずに食べてしまう人や、食事量や時間が不規則でインスリンが思ったように効果を出してくれないケースも多々あります。

薬を飲んでいるから、注射をしているから、と安心せずに、食事・運動療法にも留意して、ともかくコントロール状況と自分がおこなっている治療とをつねに照らし合わせてみることが必要です。

そのうえで、どの薬を選ぶかということですが、少なくともわが国では薬の選択に制限はありません。欧米では糖尿病薬物治療のガイドラインが示されていますが、最終的には主治医の裁量で、その人に合った治療を選ぶことになります。

基本はあくまで患者ごとに病態を評価してそれに合った薬を選ぶこと、合併症の状況やリスクを考え、また副作用、安全性の観点から適切な薬を選ぶということになります。そして、実際に薬を使ってみたら3か月ぐらいは効果を確認し、思ったほどの結果が得られなければ量を増やす、他の薬に変える、あるいは併用するなど、作戦を変更することです。いくら理屈にかなっていても、現実に効果が得られなければ、必ずしも適した薬とはいえません。

当然のことですが、患者さんだけでそれらを判断することは難しいので、主治医の先生とよく相談して、自分に一番合った薬を選ぶことが大切です。そして自分に合う薬、自分にとってベストな薬は、人それぞれ違います。**糖尿病治療はオーダーメード（個別治療）**といわれるのはこのためです。

薬は病態だけではなく、患者さんの生活・治療環境によっても選べるようになってきています。薬の管理がまめにできる人は1日数回服用してもいいですし、あるいは注射する薬のほうがよい場合もありますし、管理がしにくい高齢者などの場合は、ウィークリー製剤（1週間に1回の服用でOK）が登場していますので、家族や訪問看護師に依頼することもできます。

そのため、「糖尿病であればこの治療」といったゴールデンスタンダード、「ナンバーワン」の治療法はありません。しかし、その患者さん個人にとってのベストな治療というものは、必ずあるはずだと思います。いわば「オンリーワン」の治療法です。そして、それはあくまで個別に判断しなければいけません。新薬だからいい、とか、知人が飲んでいて効いたから同じ薬が飲みたい、というように画一的には考えないほうがよいのです。

自分自身だけの「オンリーワン治療」、ぜひ見つけてください。

# 第5章

# 自分だけのオンリーワン治療

自分に合った治療をするために

# 予備群、境界型のときにできること

## 予備群、境界型のうちにまず受診

本書を手にとっていただいているみなさんは、糖尿病患者さんかそのご家族、あるいは現在は健康でも、ご自身の将来の糖尿病リスクが高いことを心配されている方が多いと思います。

いわゆる予備群、境界型の人が本書を読んでくださっている場合は、今から治療を開始すれば何の問題もなく一生を送れる可能性が十分あることをお話したいと思います。

## 経口ブドウ糖負荷試験を受けましょう

糖尿病の診断については76ページで説明していますが、診断に迷うケース（たとえばＨｂＡ１ｃが５・５〜６・４％の方）では経口ブドウ糖負荷試験（75ｇＯＧＴＴ）を実施します。この試験の目的は、まずは診断の確定です。つまり、この検査の数値によって、「正常型」「境界型」「糖尿病型」がはっきりと区別されます。さらに、専門医はインスリンの出方を同時に確認し、糖尿病の発症予測をします。

この試験ではブドウ糖を含む水を飲む前と、飲んでから30分後、60分後、１２０分後に血液検査（と検尿）をおこないます。インスリンの出方を調べるうえでもっとも大事なのが、30分後の検査です。この時間帯、つまりブドウ糖が身体に吸収されてから早い時間帯のインスリンの出方、上昇の仕方（早期インスリン分泌）が大事なのです。

インスリンはただ出ていればいいというものではなく、その出方も大事で、必要なとき（つまりブドウ糖が吸収されたとき）に十分な量が、速やかに分泌されることが大切です。２型の糖尿病の人は、必ずしもインスリンが出ないわけではありませんが、出方が鈍い人、遅い人、そういうタイプの人が多いのです（図５-１）。ですから、検査した時点で境界型（予備群）といわれていても、インスリンの早期分泌が弱い人は、将来的には糖尿病になる可能性が高いといえます（インスリン分泌指数０・４以下）。

そのため、この試験は、とくに診断が確定していない人では、なおのこと受けていただきた

◆症状別インスリン分泌パターン　図5-1

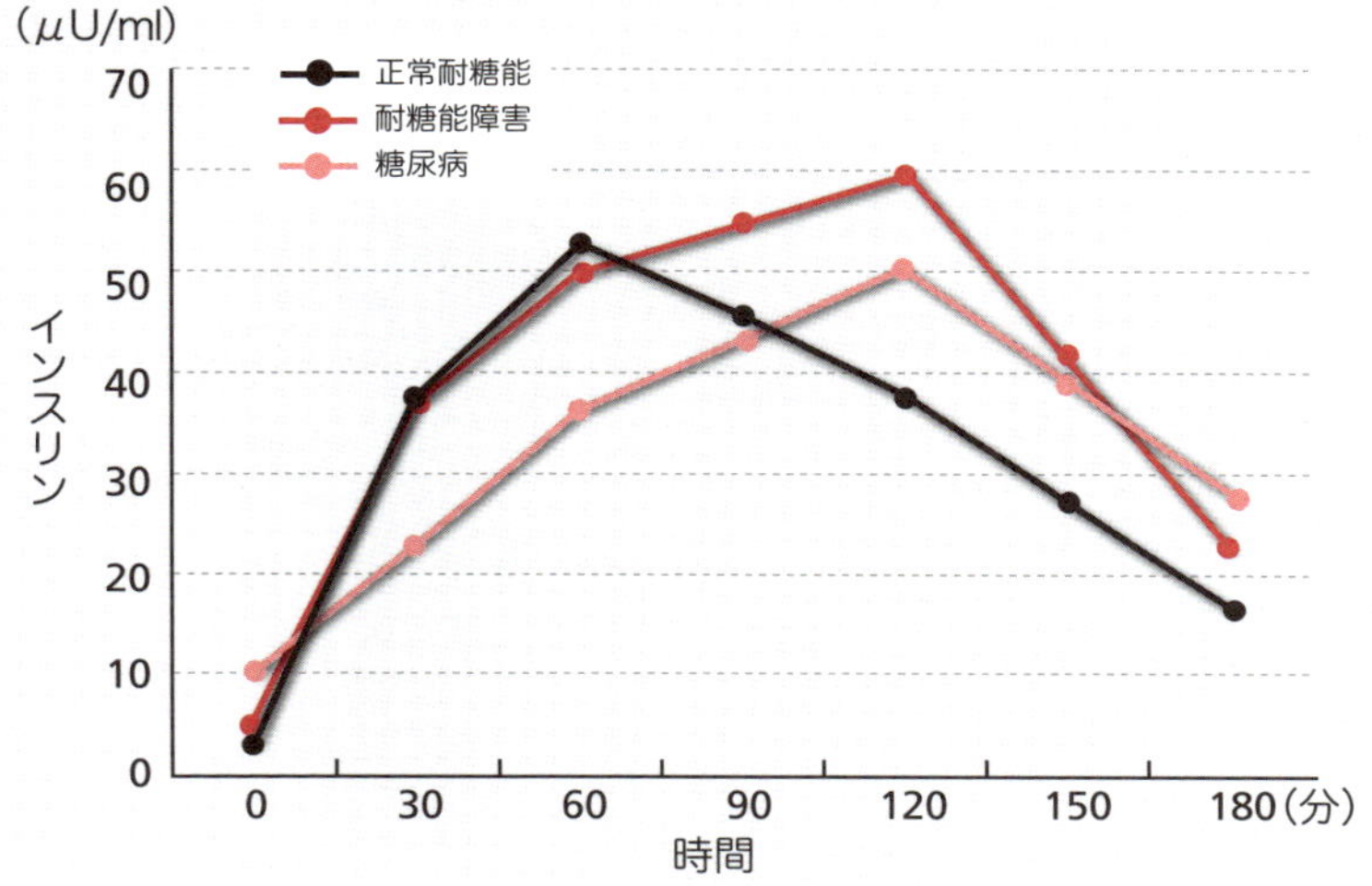

い。今の自分の状態、そして将来の危険度、糖尿病発症の可能性をぜひ確認していただきたいと思います。

正しく危険度を知って、今自分でできることをやって体質を改善すれば、将来薬に頼らず健康で過ごすことも可能です。

## 「まだ糖尿病じゃないから」は大間違い

肥満がある、あるいは家系に糖尿病の人がいるなど、少しでも自分の糖尿病のリスクを心配している人は、糖尿病と診断される前の早い段階で自分の生活を振り返って、そしてその問題点をぜひ確認してほしいと思います。

現在重症の糖尿病患者さんであっても、当然のことながら、最初から検査結果が悪かったわけではありません。正常値であったものが予備群を経て、ついには糖尿病になる、これが一般的な糖尿病の進み方です。短期間に悪化することはありますが、それでも予備群を飛び越えて糖尿病になることはありません。ですから、「糖尿病になってないから、まだいいや」という考えはまったくの間違いです。

すでに予備群の段階で、自分の生活に問題があることを知らなければいけません。検査結果がそれほど悪くない＝生活に問題がない、というわけではないことを自覚することが大切です。とくに肥満の人、内臓脂肪が溜まっている人や身体的活動の低下（運動不足）、のある人、また、いわゆる（動脈硬化の）危険因子といわれている、高血圧、脂質異常症、喫煙習慣がある人は、ご自分の生活習慣を見直して、問題点を解消したり、必要に応じて薬物治療をおこなったりすることに取り組んでいただきたいのです。

まだ早い段階で、治療は必要ないだろうと思われるくらいのうちから、生活習慣の見直しをしてください。残念ながら、糖尿病と診断されて病院に来られる方の多くが、すでに糖尿病の体質、つまりインスリンの出方や効き方が相当悪くなった段階に入っています。つまり、長年の過食や運動不足が、知らず知らずのうちに、ただでさえインスリン分泌能力の弱い膵臓に負担をかけ、ますます弱らせる結果、糖尿病が悪化したわけです。

**あなたの膵臓、がんばりすぎていませんか？疲れていませんか？**

## 予備群でも、すでに合併症進行のリスク

もう1点、まだ糖尿病ではないと甘く考えてはいけない理由を説明しましょう。

糖尿病の合併症のうち、三大合併症（細小血管症）は糖尿病になってから発症してきます。

しかし、脳梗塞や心筋梗塞といった「大血管症（動脈硬化）」については、すでに予備群の頃か

◆糖尿病群と境界群の虚血性心疾患発症リスク　図5-2

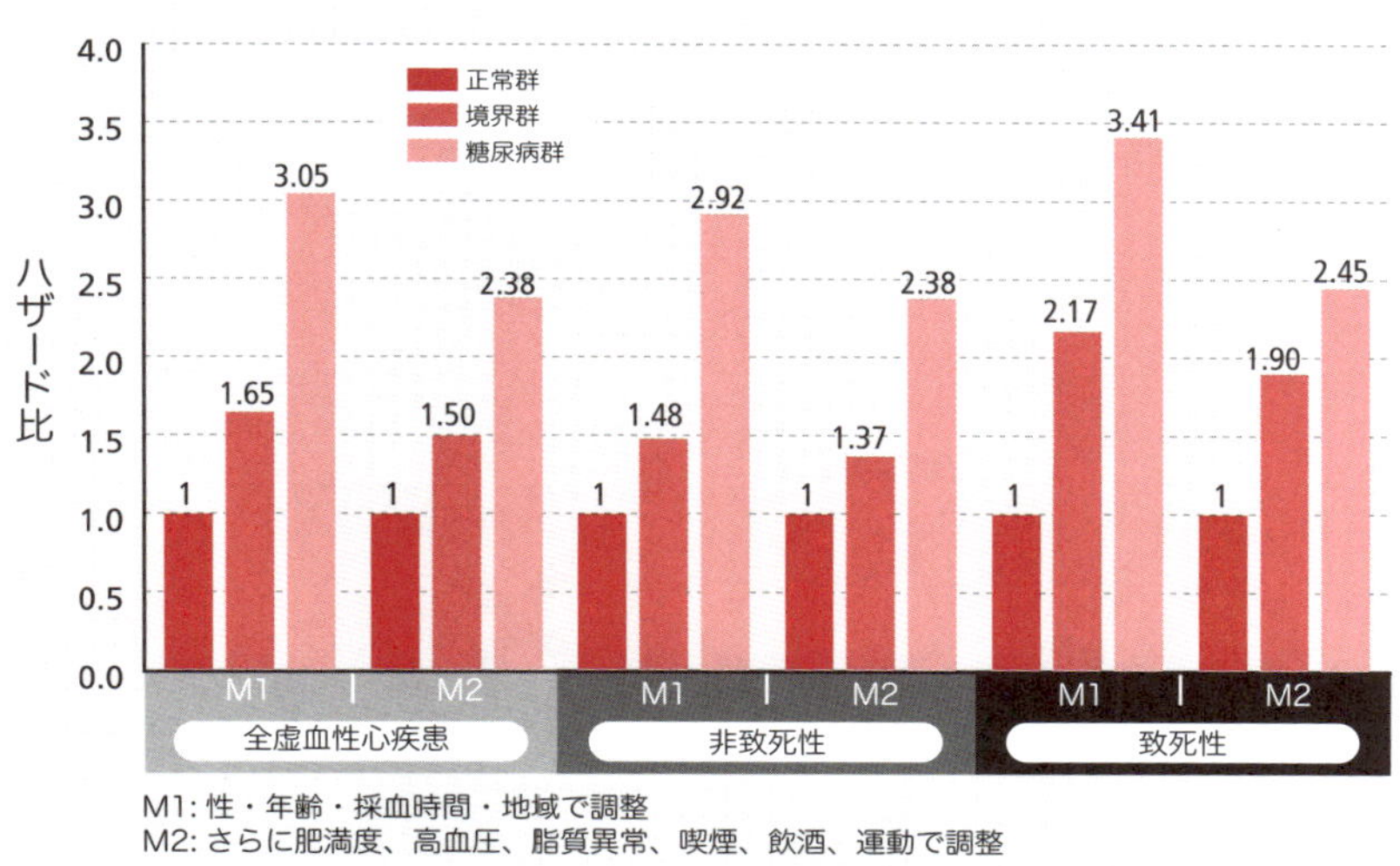


M1: 性・年齢・採血時間・地域で調整
M2: さらに肥満度、高血圧、脂質異常、喫煙、飲酒、運動で調整

（国立がん研究センター予防研究グループ「糖尿病と虚血性心疾患との関連について」より）

ら症状が進んでいると考えられます。よく合併症は時限爆弾にたとえられます。

三大合併症は糖尿病と診断されたときが発火点です。一方、動脈硬化は予備群の段階ですでに発火されており、いつ爆発（心筋梗塞や脳梗塞の発作）しないとも限りません。すなわち**大血管症は予備群の段階で立派なリスク**なのです（図5-2）。

とくに重要なことは、予備群といわれたときに、その他の危険因子について考えることです。くり返しになりますが、高血圧、脂質異常症（LDL-コレステロールが高い、HDL-コレステロールが低い、中性脂肪が高い）、喫煙、家系に心筋梗塞・脳梗塞の人がいる、などの条件が多ければ多いほど、リスクは高くなります。このうち血圧や脂質については、食事・運動療法をおこない肥満を解消する、という点で対策は共通しています。逆にいえば、生活習慣の改善によって、一挙両得どころか三得も四得も可能だということです。

要は、**「自分の体質を知り、問題点を知り、一番効果的な対策を実行しましょう」**ということです。

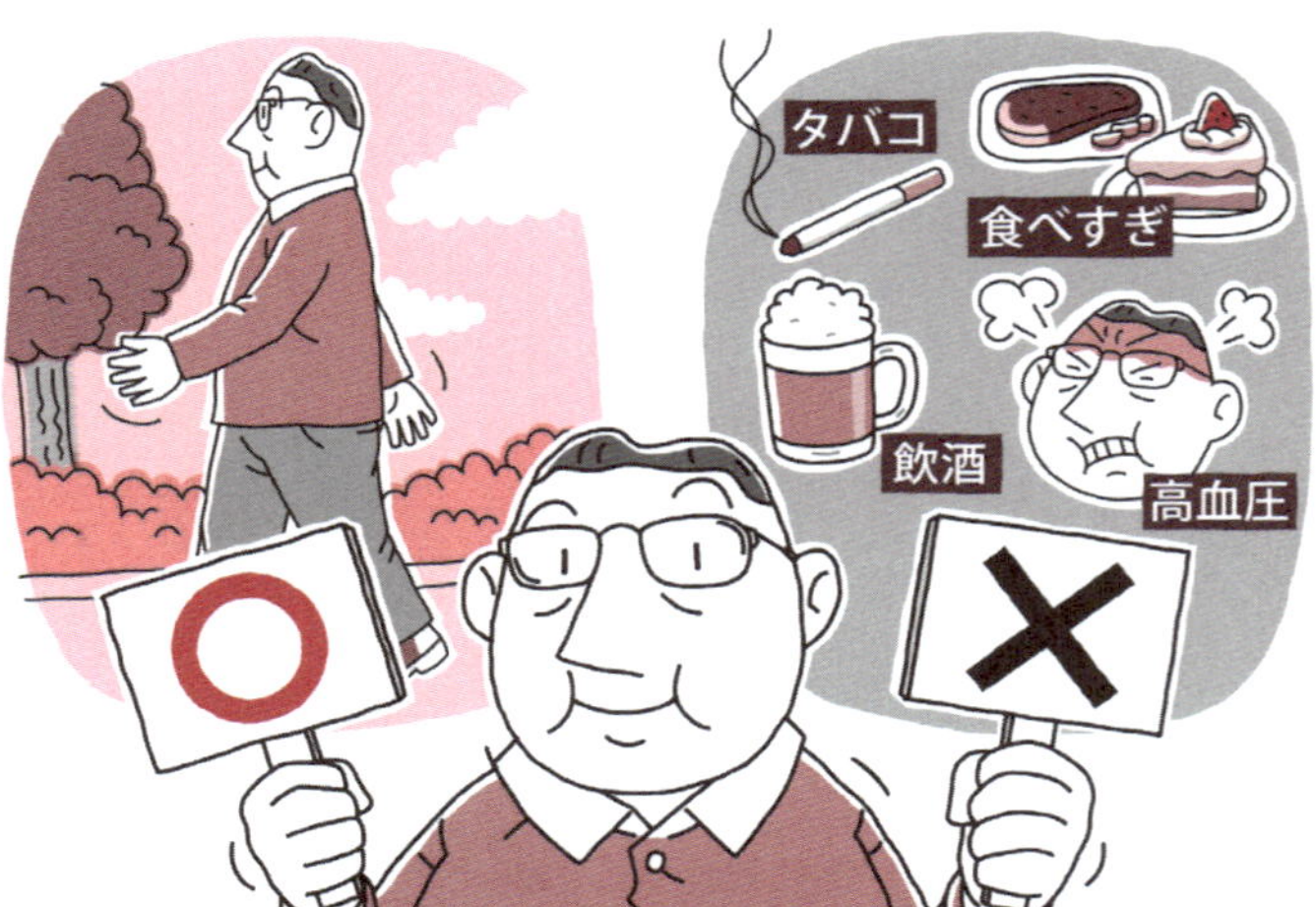

## 治療の正しい方向を決めるために

# まずは自分の問題点を知ること

### まず3つの点を確認し、基本方針を決める

境界型、予備群といわれる状態で病院にかかっていた人が、いよいよ「血糖値がほんとうに高いですよ、糖尿病ですよ」といわれてしまった場合、あるいは病院には行っていなかったけれども、血糖値が糖尿病域に入っていますといわれて受診した場合に、どのようなことを考えたらいいか、これからお話しします。

考え方のキホンは、**「なぜ血糖値が高いのか？」**です。

これはもちろん、私たち医師にとっても糖尿病の診療をするうえで、つねに考えていなければならないことですが、じつはすべての医師がこのことをきちんと考えているわけではありません。あまり言いたくはないことですが、「血圧が高い」→「高血圧症」と同じように、「血糖値が高い」→「糖尿病」という、きわめて短絡的な判断で治療が始められてしまうことが往々にしてあるのです。

ここで何が問題かというと、「高血圧症」の大部分は「本態性」といって、原因の特定できない、おそらく遺伝素因によるものです。ところが、一部には副腎のホルモンの過剰から起こるものなど、原因の特定できるもの（二次性）もあり、その場合にはたんに降圧薬を使うだけ

でなく、根本原因の治療をおこないます。
同様に、「糖尿病」の大部分は「2型糖尿病」ということになりますが、前述のように1型糖尿病やホルモンの病気、膵臓の病気など、やはり原因が特定されるものもあるのです。また、高血圧にもストレス、塩分のとりすぎ、肥満や睡眠不足など、悪化要因があるように、糖尿病にもさまざまなことが関係してきます。

それらのことをきちんと判断して問題を解決することが、じつは正しい治療につながるのであり、これをおろそかにしていれば、誤った治療をおこなうことにもなりかねません。

そして言うまでもなく、これらの要因には個人差があって、患者さん一人ひとりで考えていかなくてはならないのです。

ここでは基本的に考えるべきこととして、次の3つの柱について説明します。

◎糖尿病と糖代謝異常の成因分類　図5-3

| | | |
|---|---|---|
| I | 1型 | 膵β細胞の破壊。通常は絶対的インスリン欠乏に至る<br>A. 自己免疫性　B. 特発性 |
| II | 2型 | インスリン分泌低下を主体とするものと、インスリン抵抗性が主体で、それにインスリンの相対的不足を伴うものなどがある |
| III | その他の特定の機序、疾患によるもの | A. 遺伝因子として遺伝子異常が同定されたもの<br>①膵β細胞機能にかかわる遺伝子異常<br>②インスリン作用の伝達機構にかかわる遺伝子異常<br>B. 他の疾患、条件に伴うもの<br>①膵外分泌疾患　②内分泌疾患　③肝疾患　④感染症<br>⑤薬剤や化学物質によるもの　⑥免疫機序によるまれな病態<br>⑦その他の遺伝的症候群で糖尿病を伴うことの多いもの |
| IV | 娠糖尿病 | 妊娠中に発病あるいは発見された耐糖能異常 |

＊一部には、糖尿病特有の合併症を来すかどうかが確認されていないものも含まれる
糖尿病治療ガイド2016-2017より抜粋

## ①自分は糖尿病のどのタイプ？

まず第一に、自分はそもそもどういうタイプの糖尿病なのか、ということを知ることが大切です。

糖尿病と診断された人の9割以上は2型糖尿病です。しかし、第2章でも説明していますが、糖尿病の成因にはそのほかにもいろいろなものがあります。ここでは『糖尿病治療ガイド』の、医師が使う表をもとに、ポイントを簡単にご説明しましょう（図5-3）。

**2型糖尿病**というのは、じつは一つの病気ではなくて、高血糖に関連するさまざまな体質を持った人たちの集団（総称）です。本書ではおもに2型糖尿病について、そのなかで個々の特性について解説しているわけですが、一応2型以外の糖尿病についてもご理解いただいておくべきかと思います。

**1型糖尿病**についてはすでに第2章でご説明しました。インスリンを作って出す細胞、膵臓のランゲルハンス島β（ベータ）細胞が破壊されてインスリンの出方が非常に悪くなる疾患で、小児期発症が多くを占めますが、成人や高齢者でも発症します。原因として自己抗体（GAD抗体）が血液中に陽性になれば「自己免疫性」、陰性の場合は「特発性」とされます。1型糖尿病と診断されたら、治療の基本はインスリン療法（注射）ですから、この時点で治療方針が自ずと決まってしまいます。

次に**「その他の特定の機序、疾患によるもの」**について。これは他の病気によって発症する糖尿病ということです。つまり、この場合は糖尿病の原因が明らかにされますので、糖尿病の治療方針もそれに基づいて決定されることになります。もちろん原因疾患の治療が可能であれば、それを優先的に考えますし、そうでなくても原因疾患に応じた治療方針がたてられます。

このなかで「膵外分泌疾患」の代表例は**慢性膵炎**です。やはりβ細胞が障害されてインスリンが出にくくなるため糖尿病になります。1型と違うのは、慢性膵炎の場合、インスリンと反対に血糖値を上げるホルモンであるグルカゴンの分泌も悪くなることです。そのため、不足分のインスリンを注射すれば、比較的安定して良好なコントロールが得られます。1型では頻繁に注射をしても、なかなか血糖値が安定しないことが大きな問題です。

次に**「内分泌疾患」**とは、ホルモンの病気を指します。具体的には、副腎皮質ステロイドホルモンの過剰によるクッシング症候群、成長ホルモンの過剰をもたらす先端巨大症、アドレナリンに代表される副腎髄質ホルモンを過剰に分泌する褐色細胞腫などがあります。いずれのホルモンとも血糖値を上げる作用があり、治療はこれらの内分泌疾患を、手術や薬物により根本的に治療することで、過剰となったホルモンを正常に戻すことです。

肝疾患で糖尿病が問題となるのは**肝硬変**です。肝臓への糖の取り込みが悪くなり、インスリンを大量に打っても、とくに食後血糖値のコントロールが難しいのが特徴です。

薬剤でよく知られているのが、抗炎症や免疫抑制作用、抗アレルギー作用のある**副腎皮質ステロイドホルモン**で、膠原《こうげん》病や喘息などの免疫・アレルギー疾患をはじめ、さまざまな病気の治療に用いられます。糖尿病のある人に使用した場合には驚くほど血糖値が高くなることが多く、しばしばインスリン治療を必要とします。

意外と2型だと思っていたら、1型やその他のタイプだったと判明することもあり、基本として自分がどのタイプであるのかを確認することは大切です。もちろん自分だけで判断できることではありませんので、医師に相談してみてください。

## ②日常生活で糖尿病を悪化させる要因は？

次に、糖尿病の原因は何であるにせよ、血糖値を高くしている要因は何かを考えることです。単純にはまず、食生活・運動習慣ということになりますが、とくに血糖値を上げるような食べ方をしていないか、運動量を増やせる工夫はないか、ということを、食べすぎ、運動不足という言葉だけで片づけずに、具体的に見直していただきたいのです。

たとえば103ページの表の「食生活チェック」や、115ページの「運動習慣チェック」を参考にして、自分に当てはまる項目はないかどうか確認してみてください。あればそれが、あなたの糖尿病を悪化させる要因であり、何とか克服する手だてを考えてみましょう。

たとえば食生活の要因では糖質といっても、たんに砂糖や甘いものを多くとりすぎているなどのほかに、せんべいや餅菓子も要注意。そして果物も最近は糖度の高いものが多くなっています。ジュースやコーラがいけないのはもちろんですが、スポーツドリンクや少し味のついたミネラルウォーターにも意外に糖が含まれていて見過ごされがちな要因です。これらを習慣づけて飲んでいれば、容易に血糖値が上がってしまうことを知っておいてください。

体重の変化にも注目してください。あまり食べていないのに、と思っていても、結果的に増えてしまっていれば、どこかに問題があるはずです。

その他で重要な要因は、身体のストレスになることがあるかどうか、です。じつは感染症や急性の病気は身体的なストレスであり、血糖コントロールの悪化を招きます。こんなときに栄養をたっぷりとって、と考えると、ますます血糖値を上げてしまうことになりますので要注意です。また、睡眠不足の翌朝には血糖値が高くなりがちです。そして、生活が変わっていないのになぜか血糖値が上がってきた、という原因に悪性腫瘍、つまりがんが潜んでいることもあるので、主治医とよく相談して、原因究明に努めましょう。

## ③インスリン分泌低下とインスリン抵抗性

3つ目は、糖尿病に関係する自分の体質を知ることとです。具体的には、インスリン分泌低下（インスリンの出方が弱い）とインスリン抵抗性（インスリンの効きが悪いこと）がどの程度なのかということとです。糖尿病がインスリン作用の不足による高血糖を生じる病気と定義されている以上、やはりインスリンの出方や効き具合は知っておくべき重要な情報です。

問題は、同じ2型糖尿病といっても、インスリン分泌低下とインスリン抵抗性の度合いは個人差が大きく、一様には考えられないということです。図5-4に、血糖コントロールが悪くて入院した3名の糖尿病患者の、食事摂取後のインスリン分泌反応を示します。血糖値の高さという点では3人とも同じくらい（HbA1c約9%）であったのに、インスリンの出方を見ていただくと、相当な違いがあることがわかると思います。

このうちAさんは、いわゆるメタボ体型の肥満男性。インスリンは、むしろ正常の人以上に大きく反応して出ています。それにもかかわらず血糖値が高い。これはつまり、インスリンが効いていない、「インスリン抵抗性」が強いことを示しています。治療方針は、ズバリ、食事・運動療法を徹底的にやって体重（内臓脂肪）を減らすこと。インスリンのはたらきを高めるように作用する薬もあるので、必要であれば併用します。

次にBさんは、中肉中背の中年女性。インスリンは出てはいますが、正常の方より弱く、だらだらと遅れて出ています。ある意味、このパターンが日本人の2型糖尿病にもっとも多くみられるものです。食事（とくに糖質）を制限して少ないインスリンに見合った食べ方を心がけたり、運動してインスリンのはたらきを高めることも効果的です。薬としてはインスリン分泌を高めるタイプのものが必要となる可能性があります。インスリン注射も、ときには必要となるかもしれません。

残るCさんは、やせ型の中年女性。外来通院してもコントロールがなかなかつかず困っていましたが、インスリンの注射だけは絶対イヤ、と言っているうちに、いよいよコントロールが相当悪化して入院しました。インスリン分泌は一目瞭然、出方がとても弱いのです。こういう体質では、ちょっと食べすぎただけで血糖値が上がってしまいますし、どんな飲み薬を使っても十分な効果が得られません。結果をていねいにお話しして、インスリン治療を受け入れていただきました。

このように、自分の体質がわかれば、自分にもっとも適した治療方針が決められるのです。インスリン分泌に関する検査は糖尿病専門医でないと正しく解釈できないと思いますので、専門医を受診して相談されてください。

◆朝食前後のインスリン分泌反応（東京新宿メディカルセンター入院例）

図5-4

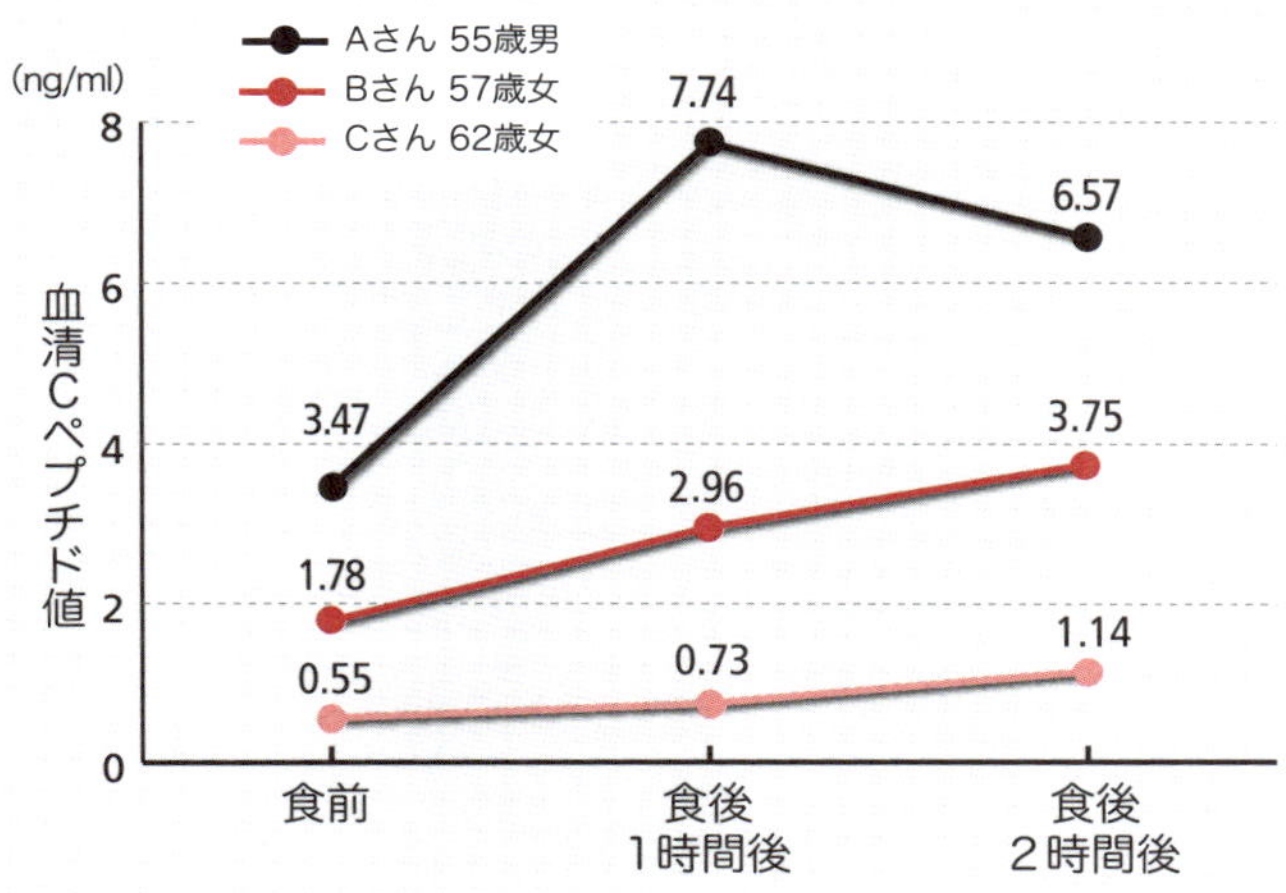

## まずは自分の〝問題〟を知る

以上の3点がきちんとわかっていれば、自分がいったい何をしたらいいかということを、医師と相談のうえですが、決めることができます。治療の正しい方向性を決めるということ、これがもっとも重要です。

問題となっている原因がわかれば、改善法を見つけることはそんなに難しくありません。

糖尿病治療の三本柱は、いうまでもなく食事療法、運動療法、薬物療法ですが、そのいずれにおいてもなすべきことは一人ひとり違うはずです。

第4章で説明したように、現在糖尿病の薬（血糖降下薬）には多くの種類があります。血糖値を下げることには変わりないのですが、どのように下げるか（作用機序）がそれぞれ異なるのです。どれでもいいというわけではなく、**自分の体質に合った薬を選びたい**ものです。

健診等で「血糖値が高い」といわれて病院を受診すると、「なるほど血糖値が高いですね、これから下げていきましょう」となりますね。ここまではいいのですが、問題はその血糖値をどうやって下げようか、ということです。

血糖値を下げる方法はいろいろありますが、いくつもある治療方法からどれを選べばその人にとってベターな、あるいはベストな治療になるのか。それを探すためには、この3つの要因を知ることが大前提です。

医師にとってもはずせないチェック項目だと思います。

## 重症な場合はいったん入院を

血糖値がいちじるしく高くなってから受診した人や、通院中に相当悪化してしまった人のなかには、入院をすすめられた方もいらっしゃるかと思います。

もちろん、血糖値が異常に高くなって昏睡などの命に関わる、緊急に対処しなければならない状態である場合は当然ですが、それ以外でも入院すべき理由はあります。

入院の目的としては、**①血糖値をコントロールする（下げる）、②血糖コントロール悪化の原因を探る、③これからの治療方針を決める、④合併症のチェックをする、⑤食事療法を体験する、⑥糖尿病全般について学ぶ**、などさまざまなものがあり、糖尿病の治療が生涯にわたることを考えれば、入院の機会を持つことはけっして損ではありません。

入院期間も2週間ほどで上記の目的はほぼ達せられます。それを通じて自分の体質を知り、これから発症しそうな合併症の進み具合をチェックします。検査によって糖尿病とは直接関係のない他の病気の有無などがわかることもあります。

ある程度（たとえばＨｂＡ１ｃ　９％）以上に血糖コントロールが悪化してしまった場合、ちょっとやそっとの食事の注意や運動では、目標とするレベルにまでコントロールすることは容易ではありません。その理由に「糖毒性」という考え方があります。それについて説明しましょう。

## 糖毒性とは

糖毒性とは、血糖値が高い状態がしばらくの間続くことによって、インスリンの出方やインスリンの効き方がますます悪くなってしまっている状態のことをあらわします。

もともとインスリン分泌低下やインスリン抵抗性という問題があるから血糖値が高くなるのですが、高血糖自体がインスリン分泌低下・抵抗性をさらに悪化させるという、つまり悪循環、負のスパイラルが起こっているということです（次ページ参照）。

この悪循環を断ち切るためには、とりあえずは血糖値を下げるしかありません。そのもっとも確実な方法が、入院して食事を管理しつつ、インスリン療法をおこなうことです。治療を始めて1週間～10日もすれば糖毒性がとれてきて、いわば身体がリセットされた状態になります。そうして後、改めてこれから長いこと糖尿病と付き合うためにはどういう治療がいいだろうかと見直しができる、というメリットが入院にはあるのです。

ちなみに、どうしても入院できない人は、外来でインスリン治療を始めることもできますので、必ずしもインスリン注射のために入院する必要はありません。

いずれにせよ、血糖値があまりにも高くなりすぎてしまったときは、一時的にインスリン注射を打って数値を改善して、それからインスリンを中止する可能性を含め、改めてもう一回その治療を考え直すことができます。なかなか治療がうまくゆかず、困っているという方は、ぜひ専門医にご相談ください。

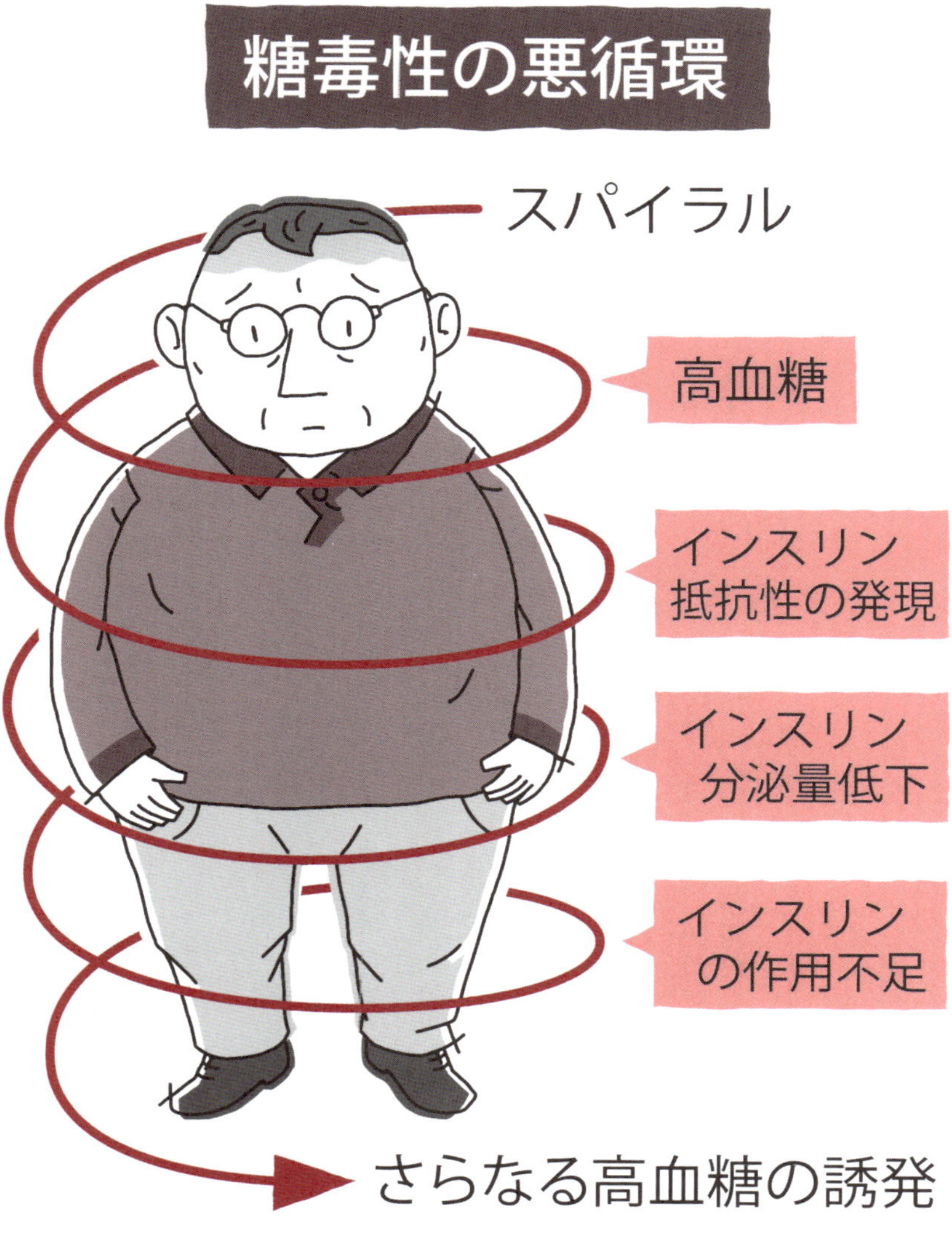
糖毒性の悪循環
スパイラル
高血糖
インスリン
抵抗性の発現
インスリン
分泌量低下
インスリン
の作用不足
さらなる高血糖の誘発

## 自分の生活パターンに合わせた治療

# 治療を始める前に覚えておきたいこと

### ✚ 食事療法・運動療法は、理想を追うより問題点の洗い出しを

糖尿病治療の基本に食事療法があるわけですが、病院では通常、管理栄養士による食事指導を受けることになります。食事療法には基本原則ともいうべき、エネルギー量（カロリー）の設定や栄養素の配分などが定められ、ひととおり説明を受けるわけですが、いきなり理想的な食事療法ができる人はなかなかいません。前にも述べたように、むしろふだん自分がとっている食事を栄養士さんに見てもらい、良い点悪い点を診断していただくのがよいと思います。

食事内容を記録することは、意外に自分でも気づいていなかった問題点を知ることにつながります。栄養士さんにとっても、具体的な改善策を提案するためには患者さんの問題点を把握していなければなりません。

「こういう食事がいい」という、理想的な食事パターンを知ることよりも、「これをよくすればもっと血糖コントロールがよくなるのでは？」と考えて問題解決を図ることが大切です。

食生活だけでなく運動もそうです。運動ができている人もいれば、時間がない、膝や腰が痛い、などの理由から運動できない人もいますね。その点、むしろ仕事を引退して時間が自由にな

るようになった60代以降の方のほうが運動習慣のある人が多いようです（図5-5）。

理想的には一定の時間をとって、有酸素運動・筋トレをやるのがよいのでしょうが、むしろ自分の条件や環境に応じて、運動量を増やす、あるいは確保するために、どんな工夫をするかを考えることです。116ページでご紹介した「NEAT：ニート」などなどのように、まとまった運動をやるというよりは、日常生活のなかで活動量を細かく増やす、身体をこまめに動かす、という意識を持つことが大切です。

## 自分の生活パターンに合った治療を探す

現在の治療の考え方で以前と大きく違うことは、患者さんの実生活、社会的背景を重視し、治療の目標や方法を個別に考えて治療をおこなうことです。糖尿病は生活習慣病ですから、そ

◆運動習慣のある者の割合（20歳以上、性・年齢階級別、全国補正値）

図5-5

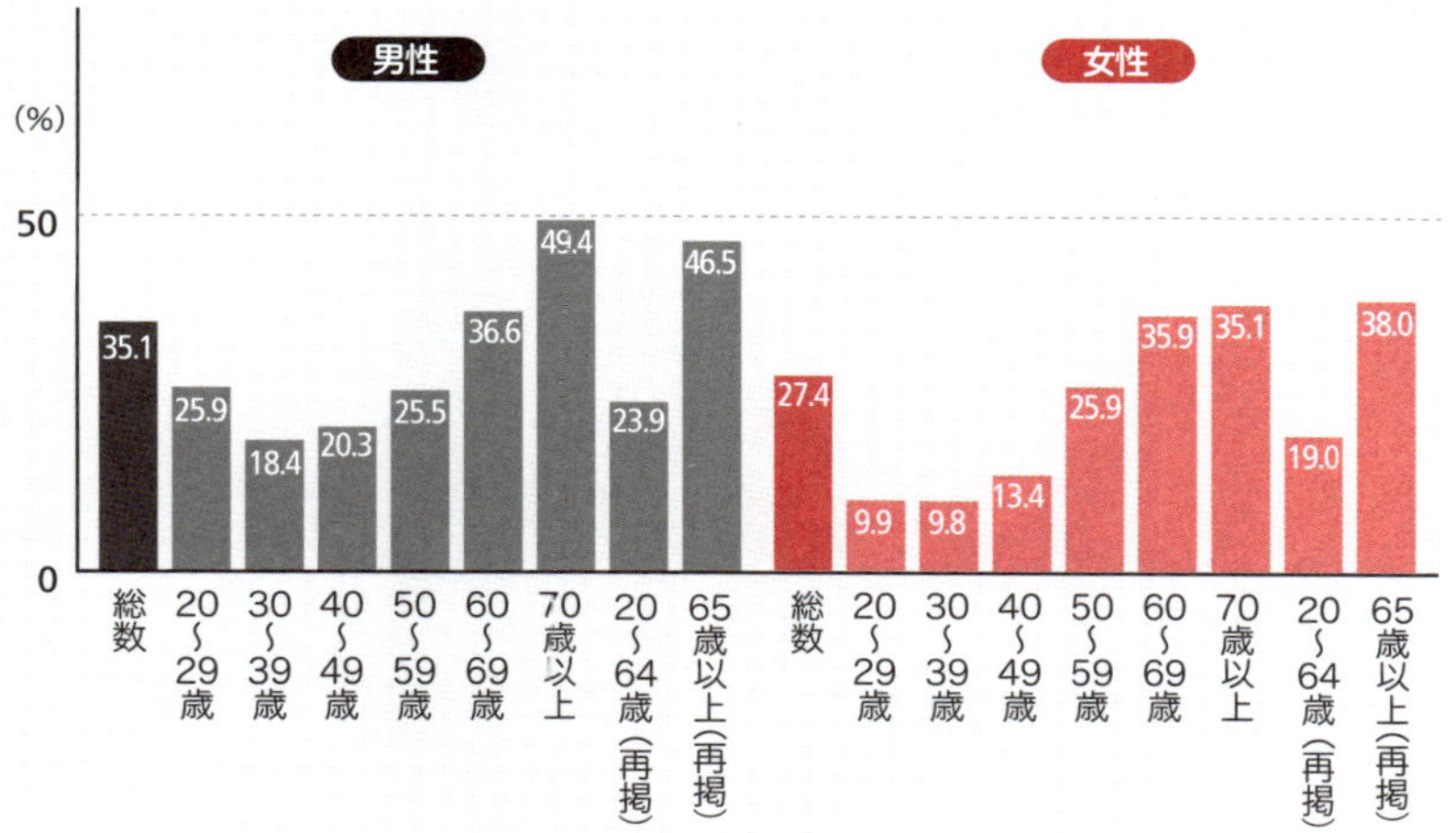


（平成28年国民健康・栄養調査結果の概要、厚生労働省による）

の治療は日々生活をしていくなかでやっていかなければなりません。人生を全うしていくうえで、患者さんがどういう社会生活を望み、営んでいくのかということを尊重して治療法を選ぶべきだという考え方です。

仮に治療法が1つしかないとしたら、患者さんがどんな人でどのような生活をしていたとしても、「治療のためにこうしなければならない」と、半ば強制的な治療をおこなうことになります。これに対して糖尿病の治療では、生活療法にしろ、薬物療法にしろ、治療の選択肢は豊富にあります。「治療のための生活を強いられる」というより、**「自分の生活のなかでの治療法を選択する」**と考えたうえで、自分に最適のベストな治療法について、医師とともに考えていただきたいのです。

## 高齢者の糖尿病をどのように治療するか

わが国では少子高齢化が加速し、これから高齢者の糖尿病をどのように治療するかが大きな課題となってきます。とくに高齢者の場合は、認知症やフレイル（虚弱、要介護状態の手前）の予防も大事である一方、それらがあると糖尿病治療にも支障を来たすことになります。認知症やフレイルになったら、誰がその患者さんを介護したりサポートしたりするのか、そういう社会的状況を把握しなければ、糖尿病の治療方針を決めることはできません。

高齢者に限らないことだと思いますが、たとえ医師が理想的と考える治療法をおこなおうとしても、結局は患者さんの実生活や社会的環境によっては、それを諦めざるをえないことが往々にしてありうるということです。血糖値を下げるという意味ではベストかもしれなくても、日常のなかで実践できなければよい治療法とはいえません。与えられた条件のなかで、医学的な問題（合併症など）を起こさないためのもっとも有効な方法を模索することが求められます。

第3章でも述べたように、高齢者の血糖管理については若い人に比べて少し緩やかな目標設定となっています。食事も、むやみに制限するよりは、フレイル予防のための栄養摂取を考えなければなりませんし、運動だってそれほど強度なものはできません。幸い最近では、薬の使い方にもいろいろな方法があるので、正解は1つではなく、その高齢患者さんの生活を見て、どれが一番現実的かつ実践可能な治療法なのかということを考えながら決めていくことが重要になります。

## 治療法の選択拡大は働く人にとっても有益

食事療法・運動療法ができにくいのは、じつは普通に忙しく働いている人こそ悩みに思われていることではないでしょうか。とにかく時間が自由にならないし、食事だって昼はコンビニ食も含む外食、帰宅は遅くて、深夜にホッと一息、アルコールとともにがっつり食べて、あとは寝るだけ。そうすると朝は食欲がわかなくて食べずに出勤……なんてことにはなっていませんか？　こうした生活習慣はぜひとも改めてほしいところですが、薬をきちんと管理することも大変だと思います。

薬によっては1日3回服用しなければならないものもありますし、インスリン注射も今では3回4回が当たり前のようにおこなわれます。一方、最近になって使われるようになった薬には、その負担を少なくするようなものもあります。

第4章で説明しましたが、とくに**週1回（ウィークリー）製剤**は、治療の負担をある意味軽くしています。DPP-4阻害薬は、高齢者も含めてわが国では広く使われている薬ですが、週1回の内服でも連日内服と同じような効果が得られます。

また、DPP－4阻害薬と同様にインクレチンの作用を活用するGLP－1受容体作動薬は注射薬ではありますが、週1回製剤があります。認知症があって自己管理ができない方でも、介護者が週1回注射してあげればよいし、けっしてインスリンに代わるものとはいえませんが、働く人にとっても日々の注射の負担を軽減してくれる点で大きなメリットです。

ただし、あくまで薬の適応については誰にでも有効というわけではありませんので、実際に使うべきかどうか、主治医とよく相談してください。

## ✚医師に自分の生活環境を伝えよう

治療の理想は、患者さんにとって楽に実行できて、もっとも効果的な方法を選ぶことです。そのためには、医師に自分の事情や生活環境などをぜひ率直に話していただきたいと思います。医師が忙しそうであれば、看護師に話してみてください。遠慮することは、かえって治療の妨げになってしまいます。何らかの形でそういう情報を医療者側に伝えていただけると、お互いによい治療に結びつけられると思います。

## ✚人によって血糖値が上がる理由は違う

糖尿病を治療するにあたり、みなさんは「お医者さんのいうことをまずは聞いて、そのとおりに実行すればよくなるはずだ」と考えているんと思います。もちろん、それは間違いではありませんが、残念ながらそれだけでは治療の半分しかしていないことになります。

医師は確かに治療方針を考え、薬を処方し、検査結果を見て指導をしますが、治療の実践者はあくまで患者さんです。スポーツでいえば、医師はコーチか監督のような立場であり、患者さんがプレイヤーなのです。考えてみてください、監督・コーチは必ずスポーツ選手の能力を見て、その力を最大限発揮できるよう戦略を考えますよね。糖尿病の治療でも同じことだと思います。

糖尿病の治療ができる能力、というと語弊がありますが、それには個人差があります。具体的にいえば、血糖値が高くなってしまうことには必ず理由があるのですが、それは個人個人で違います。個々の理由を見つけることは、残念ながら医師だけではできません。血糖値がそれまでより高くなったり低くなったりしたときには、何か違うことが起こっているはずです。まずは患者さん本人が自分の生活を振り返って、どんな違うことをしたか、あるいはしなかったかなどを検証していただく作業が必要になります。それを正しく伝えていただくことによって、医師も適切なアドバイスができるのです。その作業をするにあたって必要なことは、食事や運動、睡眠、ストレス、体調の変化など、日常生活のなかで一般的に血糖値が上がるとされている行動を知っておくことです。

## 自分の生活パターンを見つけよう

糖尿病であるか否かにかかわらず、多くの人は自分としてはこれが「ふつう」と思う生活を送っています。糖尿病になってしまった人は、その「ふつう」が自分の身体にとっては「ふつう」ではない可能性があることを考えてみる必要があります。

たとえば、朝食に食パンの4枚切りを2枚食べていた人がいました。食パンであれば6枚切り1枚が、ほぼ軽く茶碗1杯のごはんのカロリーに相当するので、4枚切り2枚では500㎉ぐらいになってしまい、明らかにオーバーです。

また、ほぼ毎日アイスクリームを食べることを習慣にしていた人がいました。その人はアイスクリームを食事とは考えていなかったため、自分は食べすぎていないと思い込んでいたのですが、おそらく優に250㎉ほどは余分に食べていたことになります。しかも、毎日！

さらには、一般的には「ふつう」のことでも、「自分にとってはふつうじゃなかった」と思っていることも往々にしてあります。たとえば毎回5分で食事を終える人は、一般的には「早食い」とされ、血糖値が上がる要因の1つと考えられています。しかし本人が早食いだと思っていなければ、気にもしないことでしょう。それらを見直して習慣を変えてみる、たとえばよく噛んで食事に15～20分かけるようにしたら血糖値が下がった、安定した、となればしめたものです。

運動についてはどうでしょう。よくある勘違いに、「自分は忙しく働いているから大丈夫（かなり運動量はあるはずだ）」があります。忙しいのはわかりますが、実際に身体を動かして、あるいは移動している量はどのくらいですか？　気持ちばかりが慌ただしくて、実は身体はそれほど動いていないということはありがちです。そもそも、運動でカロリーを消費するのは容易ではありません（運動と消費カロリーの図参照）。

もう1つ、ありがちなのは「毎週1回はゴルフしているから大丈夫」という人です。第3章の運動療法のところでも述べたように、運動療法としては「持続」と「継続」がポイントとなります。ある程度の時間（通常は15～30分以上）、そして習慣づけること（週3日以上）が大切です。ゴルフ自体は運動になるかもしれませんが、平日にほとんど運動しないのでは、運動療法としての効果があがりません。習慣としてできる運動を考えましょう。

　こういうことは患者さん個人個人で違いますし、それこそ無数のパターンがあります。当然、医師だけの力ではそれを探すことは不可能です。そのため、医師や看護師、栄養士などと相談しながら、「ふつう」「大丈夫なはずだ」という思い込みをいったん脇に置いて、ご自身の問題点を探る努力をすることはとても大切になります。食事・運動だけでなく、睡眠、生活環境など、知らず知らずのうちにあなたの血糖値を上げているかもしれない問題について、日頃から注意を払うようにしてください。

## 運動と消費カロリー

体重65kgの人が30分間
運動したときの消費エネルギー

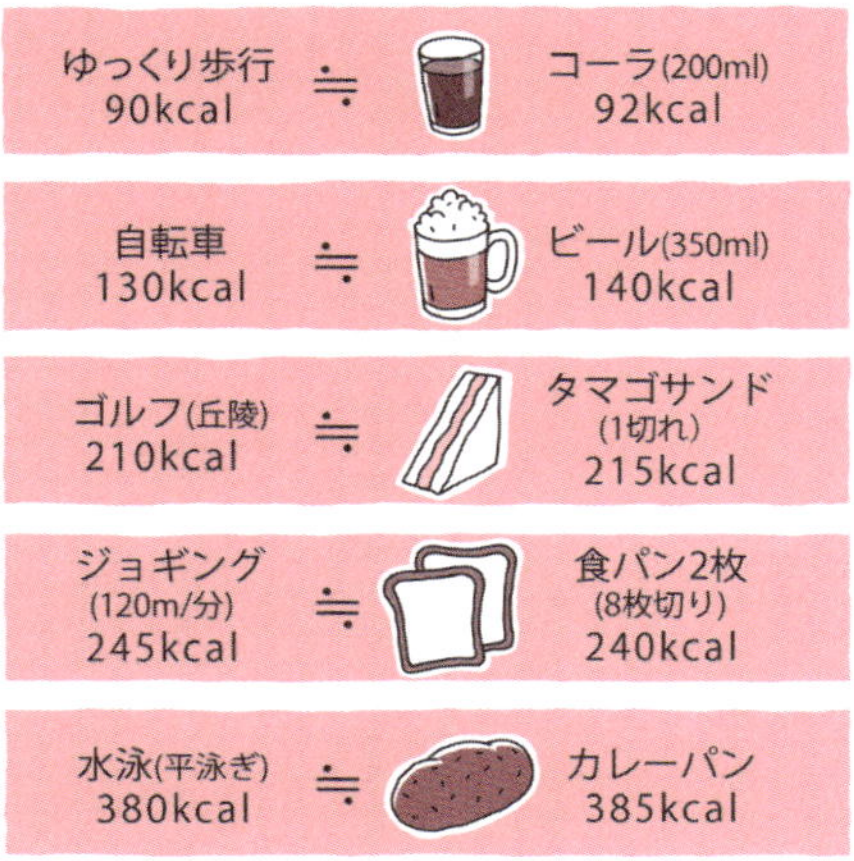
ゆっくり歩行
90kcal
≒
コーラ(200ml)
92kcal
自転車
130kcal
≒
ビール(350ml)
140kcal
ゴルフ(丘陵)
210kcal
≒
タマゴサンド
(1切れ)
215kcal
ジョギング
(120m/分)
245kcal
≒
食パン2枚
(8枚切り)
240kcal
水泳(平泳ぎ)
380kcal
≒
カレーパン
385kcal

オンリーワン治療のために

# 治療中に押さえておくべきこと

## 血糖コントロールの指標となる検査

糖尿病の治療は、一般的には定期的に外来を受診しておこなっていきます。当初、血糖コントロールがよくない場合には、2週〜1か月に1回の受診ということになる場合が多いでしょう。決まったやり方があるわけではないのですが、ともかく治療の効果を適宜確認することが大事です。血糖コントロールの良し悪しは、血糖値とHbA1c（またはグリコアルブミン）の測定（詳しくは第3章の76ページを参照してください）で判断しますから、原則毎月1回の血液検査をおこなうことになります。

ここで、グリコアルブミンは、採血の1カ月前、とくに2週間前から採血までの間の血糖値の平均がわかる検査です。HbA1cに比べて、より短期間の状況を反映しますので、薬の種類や服用量を変えたときや、コントロールがあまり安定していない場合、それから貧血やヘモグロビンの先天的な異常などによってHbA1cが正確に測定できない人でも参考になります（図5-6）。

ちなみに、血液検査は空腹でおこなわなければならないと信じている方が少なからずいますが、必ずしもそうではありません。条件を同じにして経過を見ていくという点では、空腹時血

図5-6

| グリコアルブミン値 | 判定 |
|---|---|
| 5.6%未満 | 標準値 |
| 15.6%以上　16.5%未満 | 正常高値 |
| 16.5%以上　18.3%未満 | 境界域 |
| 18.3%以上 | 高度肥満 |

**血糖**

採血したときの血糖状態がわかります。血糖値は食事や運動の影響を受けて毎分のように変化します

**グリコアルブミン（GA）**

採血の１ヵ月前（とくに直近の２週間前）から採血までの平均血糖値がわかります

**ヘモグロビン A1c（HbA1c）**

採血の２ヵ月前から採血までの平均血糖値がわかります

糖値を追跡することも意味がありますが、食後血糖値も重要な指標となります。逆にいえば、いくら空腹時血糖値が高くなかったとしても、食後血糖値が高ければけっして良好なコントロールとはいえません。

　一点注意すべきは、食後で採血した場合には、必ず食事をとりはじめた時刻から何分後であるかを知って、主治医に伝えることです。たとえば食後血糖値が２００㎎／dℓだったとして、それが食事開始後1時間なのか3時間なのかで、まったく意味が違ってきます。

　また、検査前夜、遅く（21時以降）に食事をした場合などは、「空腹時血糖値」といっても食事の影響が残っていますので、判定には注意が必要です。

## 血圧、脂質などを把握しておく

　糖尿病の合併症予防のためには、血糖管理だけでは不十分であることはくり返し述べてきました。具体的には血圧と血清脂質のコントロールが重要です。

　血圧については、診察室で測定する以外に、家庭で自己測定する血圧が重要です。診察室で測る血圧は、白衣高血圧（医師の前で緊張するなどして、家で測るよりも高血圧を示すこと）の可能

性も含め、変動しやすく、平常の血圧をあらわしているとは限りません。自宅で、毎日測定する家庭血圧は、高血圧の診断および治療効果判定に有用であり、ぜひ一家に一台、自動血圧計を備えていただきたいと思います。

家庭血圧の測り方の基本は、起床後1時間以内、排尿後、朝食前、降圧薬内服前、座位で1～2分の安静後におこなうことです。夜は夕食も済んでリラックスした就床前に、やはり座位1～2分後で測ります。

糖尿病患者さんの血圧の目標値は、一般よりも少し厳しめに設定されており、収縮期血圧130未満、拡張期血圧80未満ですが、家庭血圧の場合には、それぞれ125未満、75未満を目標とします。

血清脂質の場合は、現在は「総コレステロール」値ではなく、中性脂肪（トリグリセリド）や、HDL（善玉）－コレステロール、LDL（悪玉）－コレステロールの値で判定します。先ほど血糖値は空腹時採血でなくでも構わないと述べましたが、中性脂肪の基準値は早朝空腹時採血で150mg／dℓ未満とされていることにご注意ください。

それから、最近は脂肪肝が問題になっていますが、肝機能の状態もチェックしておく必要があります。具体的にはAST（GOT）とALT（GPT）、γ-GTPの数値に注意し、基準値を越えていないか、体重や中性脂肪の値と連動して動いていないかどうかを見てください。前にも述べたように、近年、糖尿病や内臓脂肪肥満と関連の強い、NASH（非アルコール性脂肪肝炎）と称する病態が問題となっており、なかには肝硬変から肝がんにまで進行する場合もあります。また、偶然肝機能検査の異常から胆管がんが見つかったケースもあります。

腎機能も腎症の評価のために重要ですが、最近では従来の血清クレアチニン値よりeGFR（推算糸球体濾過量）が検査でわかるようになり、腎機能の指標として用いられています。ただし、腎機能の低下が認められるのは腎症がかなり進行してからであり、むしろ尿タンパク、尿中微量アルブミンの測定が早期の合併症を発見するために重要です。尿タンパクが陰性（－）の人でも微量アルブミンが基準値（同時に尿中クレアチニン値を測定し、３００mg／gクレアチニン未満）を超えていればすでに腎症が始まっています。これらが、毎回の検査で非常に大事な、基本になる検査です。

## 自分なりの目標値を決めておこう

血糖コントロールの指標としてのＨｂＡ１ｃ値の目標については第３章で解説しました。血圧、脂質についても、先に述べた数値を目標として、生活療法・薬物療法をおこなっていきます。目標値というのは絶対的にクリアしなければならないもの、というより、ひとまず目指すものと考えてください。その点では、いきなり理想的なレベルを目指すより、少し高めであっても、比較的短期間に達成可能な目標値を設定してもよいと思います。

人間は何かやるときには、目標を決めないと漫然とやってしまい、あまりよい結果にはならないことが多いものです。とはいえ、目標があまりに遠く、実現が難しいものであれば、逆にやる気も削げてしまいます。

むしろ、一つずつ山を超えるつもりで、間近な目標値を設定し、一山超えたらまた次の目標に向かって努力する、というやり方がいいかもしれません。ともかく一つの目標をクリアしたことで達成感が味わえますし、さらに上の目標を目指すモチベーションも生まれてくるものです。主治医の先生と話し合って、自分なりの、そのときどきの目標値を決めてみましょう。

## 治療の効果判定

設定された目標を達成するために、食事療法（摂取エネルギーや糖質・脂質のとり方など）、運動療法（方法と運動量）、薬物療法（薬の種類や量）が主治医から伝えられます。

最初からすべてを完璧にできる人は、なかなかいません。試行錯誤をくり返し、またときには誤解を主治医や看護師から指摘されたりして、だんだんと目標に近づいていく、それがある意味理想的な治療経過と考えられます。

たとえば、一念発起、がんばって極端に食事を制限し、運動を目一杯やり、体重もかなり減ったとします。当然、データは劇的に改善するのですが、結局息切れして長続きせず、リバウンドで最初に逆戻り、というのでは、正しい治療のやり方とはいえません。継続して、あまり負担感なくおこなえるものでなければ、その人にとって最良の治療法とはなりえないのではないでしょうか。

とはいえ、何も努力しなければ、あるいは何かを変えなくては、物事は改善しないことも事実です。生活の要素の一つ一つ、薬をどの程度使うか、合併症は今どの程度あって、将来的にどのくらいのリスクがあるのか、など主治医と相談しながら、自分がひとまずおこなうべきことを、受診のたびに考えていくことだと思います。

主治医は、血糖コントロールの判定は数値を見ることによって容易にできるのですが、患者さんが実際にどのような生活をしたのか、薬をきちんと飲んだのかについては直接確認することはできません。そのときどきの生活と検査結果を照らし合わせ、何をすべきかを本当にわかっていなければならないのは、患者さん自身なのです。それが自己管理ということです。

通常は、一度治療方針を決めたら、あるいは薬を変えたら、3か月ほどはそのまま継続して効果を判定します。これには具体的な理由があって、過去1～2か月間の血糖値を反映するHbA1cの値が安定するまで、最低そのくらい必要だと思われるからです。その間に期待された効果が得られなければ、方針を見直したり、薬を変えたりして、また3か月ほど経過をみる。そのくり返しで、最終的に目標を達成し、維持する。それが外来通院治療の標準的なあり方です。

## 合併症のチェックも忘れずに

ふだんの外来受診では、血糖値とHbA1c、そして血圧・脂質、その他の検査値を確認し、生活状況について相談するのが通常のやり方です。しかし、それを続けているうちに、いつの間にか合併症が進行していた、などということになっては、何のために治療しているのかわからなくなってしまいます。

そうならないためにはまず、眼科受診を定期的におこなうこと。まったく問題のない人でも、少なくとも年1回は受診するようにしましょう。早期腎症の診断の目安になる尿中微量アルブミンは3か月に1回測定できます。

加えて動脈硬化に関連した検査も、最近では簡単にできるようになりました。代表的なのは頸動脈超音波（エコー）検査。体表の近くで観察できる頸動脈の壁の厚み（IMT）やコレステロールなどが溜まってできたプラーク（粥腫）がないか、確認します。心臓を栄養する血管、冠動脈については従来心臓カテーテル法という侵襲的な検査をおこなわなければなりませんでしたが、最近はCTで詳細な情報が得られます。その他、閉塞性動脈硬化症（ASO）という、足の血管の動脈硬化によって狭窄や閉塞が生じる病気の可能性については、ABI（足関節上腕血圧比）という簡単な方法でチェックできるので、主治医の先生に尋ねてみてください。

最後に、おそらく糖尿病患者さんがもっとも怖れている合併症が壊疽《えそ》（足潰瘍）だと思いますが、日頃のフットケアもお忘れなく。

## 合併症もある程度コントロールできるようになってきている

糖尿病におけるさまざまな治療効果に関するエビデンスが報告され、合併症予防のためにおこなうべきことがいろいろとわかってきました。

だいぶ以前には、糖尿病の合併症はある程度以上進行してしまったら、あとは自然に悪くなる一方、もとには戻らない、といわれていました。

今日でも、ある意味では真実かもしれませんが、治療法の進歩とエビデンスのおかげで合併症の進行を抑えたり、ときには合併症を治したりする（正常の状態に戻す）ことが可能になってきました。

糖尿病は早期発見、早期治療で健康な人と同じような生活を送ることが十分可能です。しかし、治療開始が多少遅れても、あるいはすでに合併症が認められるような状態になってからでも、その時点からきちんとした管理をおこなうことによって、その後の合併症の進行をなんとかくい止めることができるようになっています。だから「もう今さら遅すぎるから、やってもしょうがない」と治療を諦めることはありません。気がついたその時点で、ぜひ医療機関を受診してください。

たとえば糖尿病網膜症は、適切な時期に「網膜光凝固術」（レーザー治療）おこなうことにより、その後の進行を防ぐことができます。網膜光凝固術は、一部あるいはすべての網膜にレーザーを照射して、血が巡らない部分をつぶしてしまい、新生血管や増殖組織などの眼底出血やいちじるしい視力障害をもたらす病変が出てくることを防ぐ方法です。これで失明する患者さんをかなり減らすことに成功しています。

糖尿病腎症については、血糖のみならず、血圧を腎症予防効果のある降圧薬（アンジオテンシン変換酵素阻害薬＝ＡＣＥ阻害薬、アンジオテンシンＩＩ受容体拮抗薬＝ＡＲＢ）などを用いて厳格に管理することにより、腎機能低下がある程度進んだ人でも進行を遅らせることが可能になりました。

最近では新薬のＳＧＬＴ２阻害薬が、心不全の予防や腎臓保護効果を発揮しうることが報告され話題となっています。今後もさらなる治療の進歩により、これまで以上に合併症予防が可能となっていくことが期待されます。

## 血圧や脂質などの管理が大切な理由

糖尿病の治療では、血糖に加えて血圧、脂質の管理が、ある意味、血糖管理にもまして重要な意味を持つことを、再三お話ししてきました。

最近、わが国で実施された大規模研究で、これらの管理を厳格におこなうことにより、かなり合併症の発症を抑えられる、という画期的な結果が発表されました。この研究は２００６年に始まった「**Ｊ－ＤＯＩＴ３**（２型糖尿病患者を対象とした血管合併症抑制のための強化療法と従来治療とのランダム化比較試験）」と称するもので、糖尿病の専門治療と教育が可能な全国81施設に通院する２５４０人の糖尿病患者を、従来療法をおこなうグループと強化療法をおこなうグループに分け、８年半にわたり調べたものです。血糖・血圧・脂質を従来の治療法より厳しくコントロールすること（強化療法）により、心筋梗塞、脳卒中、死亡は19％抑制されました。さらに、一般よりそれらの病気になる可能性がある糖尿病以外の危険因子がある人について補正すると、リスクが24％も減少するという研究結果が発表されました。そして一番大きい効果として、脳卒中などの脳血管の障害が起こるリスクは58％と大幅に抑制できることが明らかになりました。

詳しくは、ウェブサイトの発表（http://www.jdoit3.jp/）をご覧ください。

この大規模な研究結果でおわかりのように、血液検査で調べるような血糖、血圧、コレステロール、中性脂肪などを全部管理し、体重や食事、運動の指導もおこない、しっかり管理すると、合併症がこれだけ明確に予防できるのです。強化療法の対象とされた患者さんたちは、実際に厳しい目標値をクリアするために、食事療法や運動療法に励み、必要であればいろいろな薬を飲んで治療を継続しました。それにより合併症のリスクを実際に減らせることを、身をもって証明したことになります。このような治療法

◎リスク区分別脂質管理目標値　図5-7

| 治療方針の原則 | 管理区分 | 脂質管理目標値（mg/dL） | | | |
|---|---|---|---|---|---|
| | | LDL-C | HDL-C | TG | non HDL-C |
| 一次予防<br>まず生活習慣の改善を行う | カテゴリーⅠ | <160 | ≧40 | <50 | <190 |
| | カテゴリーⅡ | <140 | | | <170 |
| 糖尿病があればカテゴリーⅢ | カテゴリーⅢ | <120 | | | <150 |
| 二次予防<br>生活習慣の改善とともに<br>薬物療法を考慮する | 冠動脈疾患の既往 | <100 | | | <130 |

・上記の脂質管理目標値はあくまでも到達努力目標である。
・LDL-C は 20 ～ 30％の低下を目標とすることも考慮する。
・non HDL-C の管理目標は、高 TG 血症の場合に LDL-C の管理目標を達成した後の二次目標である。
・non HDL-C の基準値は LDL-C に 30mg/dL を加えた値とする。
動脈硬化性疾患予防ガイドライン 2017 より一部改変

が好ましい結果をもたらす、適切な治療法であることが証明された、画期的な研究成果です。

## ✚血圧と、可能なら血糖も自己測定を

糖尿病治療の基本は自己管理です。自分がおこなっている治療の効果を確認するためには、ときどきの受診時だけでなく、日々の数値を知ることが大切です。これがわからないと、実際におこなっている治療が本当によい効果をもたらしているのかがわからずに、つまり暗中模索で治療を続けていることになってしまいます。

幸い、自動血圧計が普及したことにより、もはや血圧測定の基本は、自宅で、自分で測る「家庭血圧」とされるようになりました。病院で医師や看護師が測ると、どうしても「白衣高血圧」「仮面高血圧」といって、緊張で血圧が上がったり、逆にふだんより低い血圧が出てしまった

◎降圧目標

図5-8

| | 診察室血圧 | 家庭血圧 |
|---|---|---|
| 若年、中年、前期高齢者患者 | 140/90mmHg 未満 | 135/85mmHg 未満 |
| 後期高齢者患者 | 150/90mmHg 未満<br>（忍容性があれば 140/90mmHg未満） | 145/85mmHg 未満（目安）<br>（忍容性があれば135/85mmHg未満） |
| 糖尿病患者 | 130/80mmHg 未満 | 125/75mmHg 未満 |
| CKD 患者（蛋白尿陽性） | 130/80mmHg 未満 | 125/75mmHg 未満（目安） |
| 脳血管障害患者<br>冠動脈疾患患者 | 140/90mmHg 未満 | 135/85mmHg 未満（目安） |

※前期高齢者：65 歳以上の方
※後期高齢者：75 歳以上の方
日本高血圧学会高血圧治療ガイドライン作成委員会（編）：高血圧治療ガイドライン 2014 より改変

りすることがあり、正確な血圧の状況を見ているとは限らないからです(図5-8)。

さらに可能であれば、血糖測定もおこなえれば非常に役に立ちます。現在保険がきくのはインスリン、またはGLP-1受容体作動薬の注射療法をおこなっている人のみですが、費用負担をいとわなければ、どなたでも可能です。それ以外の患者さんは実費になります。ちょっと食べすぎたかなとか、低血糖気味になったときなど、気になったときに測るようにするだけでも、コントロールの参考になります。

そして測った血圧や血糖値を記録すること。自分の生活状況と照らし合わせ、またその情報を医師に伝えていただくと、ぐっと治療の幅が広がります。つまり、問題点が具体的に明らかになる、ということであり、それが解決法にもつながるからです。そして何よりも、自分の頑張った結果を自分の目で確かめられれば、自身の意欲向上にもつながるのではないでしょうか。

## ヘモグロビンA1cの値に一喜一憂しない

さて、受診の際に主治医の先生から聞かされる検査結果は、もしかしたら学校の先生から成績を伝えられるようなものだと考えている方もいらっしゃるかもしれません。

実際、HbA1cの数値が0・1%でも上がり下がりしただけで一喜一憂する人もいます。しかし、この解釈には若干の注意が必要です。

すでに述べたように、HbA1cがあらわしているのは過去1~2か月の血糖コントロール状況でした。そのため、本来この数値は短期間に大きく変動するものではありません。ありがちなこととして、受診間近になって、食事を制限し、運動をがんばって、当日の血糖値が仮によくなったとしても、それ以前のコントロールが悪ければHbA1cの値は高く出ます。

治療を本格的に始めてからHbA1cの値が本当に安定するまでには3か月ほどかかること

は説明しました。むしろ、血糖コントロールの状態を正しく判定するためには、ＨｂＡ１ｃの値を何回か追ってみて、概ね安定したレベルにあるかどうかを見ることが重要なのです。

たしかに、状況によっては短期間に血糖コントロールが変化することがあります。年末年始や猛暑の夏、送別会や花見の季節に、飲食が過剰になったり、感染症やがんが発症したりすればいちじるしく悪化します。新しく始めた薬がよく効いた場合には大きく改善することもしばしばです。このような場合、ＨｂＡ１ｃとしては１か月あたり０・３％以上の変化が見られれば、改善・悪化と判定してよいでしょう。ですので、０・５％以上変化したら相当変わったと判断すべきです。逆に０・１〜０・２％ぐらいでは、それほど大きな変化とは考えません。

医師の立場からすると、一番気になるのは大きな変化があったときです。当然、その理由・原因を考えなければなりませんから。一方、仮に多少高めであっても、ＨｂＡ１ｃのレベルが安定している場合には、その患者さんなりの状況がつかめてきて、ではどのように改善していくかという「次のステップ」が決めやすくなります。

数値がよくなるにしても悪くなるにしても、理由は必ずあるはずです。そして、その理由を明らかにし、対策を考えることが、医師にとってはとても大事な治療の要素なのです。そのためには、患者さんからの情報が欠かせません。

## 医師には正直に話をしましょう
### 〜食事や運動の様子は患者にしかわからない

食事療法や運動療法は、患者さんが日常の生活でおこなう治療です。医師には、いったい患者さんがどんなものを食べ、どれだけ動いているのか、基本的にはわかりません。患者さんのなかには、食事内容や運動量（歩数など）をまめに記録されている方もいます。そのような具体的なデータがあれば、医師としても判断材料になり、治療の助けになります。

通常は、受診のときに食生活や運動の状況を医師に話すことになりますが、とくに血糖コントロールに変化があったときには、自分なりに生活状況を振り返っていただきたいのです。

医師がどんなに尋ねても、「いや、とくに変わったことはしていません」とか、自分がいかにがんばっているかをアピールしはじめる方もいます。でも、医師が知りたいのは、コントロールが悪化（または改善）した理由、しかも具体的な情報なのです。けっして患者さんの生活態度を非難したいわけではありません。

おもには食事のとり方や内容になりますが、実は自分が正しく把握できていなかったり、あるいは誤解していたりすることがあります。たとえば、医師が「何か食生活で変わったことがありましたか？」と尋ねても、「食事は全然変わっていませんね」と答えたとします。もう少し突っ込んで、「でも、もしかしたら何か余分なものを飲んでいませんか？」と訊くと、「あっ、そういえば最近暑いので、熱中症予防にスポーツドリンク飲んでます」とか「親戚がたくさん果物を送ってきたので、毎日三度三度食べてます」などということが往々にしてあるのです。つまりは、それを「食事」とは考えていないということなのでしょう。

医師に自分の状況をお話しされる場合は、決して「怒られそうだから」などと考えず、正直に、率直に、そして具体的に伝えていただきたいと思います。

## エビデンス（医学的根拠）の落とし穴
### ～〝私〟に合っているかどうかはわからない

医師が患者さんを治療するときに参考にするものが、医学的な根拠、「エビデンス」と呼ばれるものです。先に紹介した「J-DOIT3」の研究結果も、価値の高いエビデンスとして多くの医師が参考にすることでしょう。通常は大規模な臨床研究によって得られた結果に基づき、それらをよく吟味したうえで実際の患者さんの治療に適用する、そのような診療のあり方を**EBM**（Evidence-Based Medicine、「根拠に基づく医療」などと訳されます）といいます。

医学的な根拠とひと口に言っても、さまざまなレベルがあります。多くの患者さんを対象に、きちんとした公正な方法でおこなった研究の結果もあれば、ある患者さんの集団の傾向を見ただけの調査もあります。専門家の個人的意見などというのも一応エビデンスのうちに含まれます。

では、仮に1万人の患者さんを対象として研究をおこなったとして、そこで得られた結論は、ある意味、1万人を平均的に考えた場合の結論、あるいは確率的にどうかということです。たとえば、ある病気にこの治療をおこなうと、70％の人には効果がありますが、30％の人はよくなりません、という治療法があるとしましょう。でも、いったいあなた自身はどちらに入るのでしょう？「70％の確率でよくなる」とはいえても、30％のほうに入ってしまえば、結局は効果がない、ということになってしまいます。

ですから、研究の結論だけを鵜呑みにして、誰彼かまわず治療をおこなって効果を期待することには、実は思ったほどの確証はないのです。患者さんは誰でも、**「自分自身の問題はどうなのか？」**ということが知りたいわけです。EBMの正しいやり方は、医学的なデータを、今目の前にいる患者さん個人に、どのように活用して治療をおこなうか、ということです。それをはき違えて、最初に「エビデンスありき」では、患者さん固有の問題をそっちのけで、治療をおこなってしまうといった、本末転倒になりかねません。

私が糖尿病治療について「オンリーワン治療」だと言うのは、こういうことを指しています。エビデンスは、たしかに患者さんを集団として考えた場合には貴重な判断材料ですが、一人ひとりで考えた場合には、必ずしも妥当なものとは限りません。目の前の患者さんの、さまざまな条件を十分に考慮して、有効かつ実行可能な方法を考えていくことが大切です。そして、その条件は、一人ひとり違うはずです。十人十色、百人百様、千人いれば千通りの治療方針があっていいはずです。

そのために、ご自分が糖尿病の治療に対して、どう取り組みたいのか、ということも、自問自答していただきたいと思います。たとえば、薬を飲むことを医学的根拠からすすめられたとして、「なるべく薬は飲みたくない」という気持ちもわかります。だからといって、医師の立場からは、何の手立てもせずに「飲みたくなければ、飲まなくていいですよ」と安易に認めることはできません。合併症が進んで辛い思いをするのは患者さん自身であり、その健康を守る者として、無責任なことはできないのです。

エビデンスに従うかどうかは別にして、自分の思い込みだけで方針を決めるのは適切とはいえません。医師と相談して、薬を飲みたくないのであれば、その分、より積極的に食事療法と運動療法に取り組むとか、他の手立てを考えるなど、そのリスクを理解したうえで治療を継続することが大事です。結局のところ、自分の身体は自分で守らなくてはならないのです。

## ✚ 高齢者の目標設定の注意点

高齢者の場合、若い人たちと同じ目標をもって治療をおこなっていくことは、かえってよく

図5-9

## 高齢者糖尿病の血糖コントロール目標(HbA1c値)

| | 患者の特徴・健康状態 (注1) | 重症低血糖が危惧される薬剤(インスリン製剤、SU薬、グリニド薬など)の使用 なし (注2) | 重症低血糖が危惧される薬剤(インスリン製剤、SU薬、グリニド薬など)の使用 あり (注3) |
|---|---|---|---|
| カテゴリーⅠ | ①認知機能正常 かつ ADL自立 | 7.0%未満 | 65歳以上75歳未満<br>7.5%未満<br>(下限 6.5%)<br>75歳以上<br>8.0%未満<br>(下限 7.0%) |
| カテゴリーⅡ | ①軽度認知症障害～軽度認知症<br>または<br>②手段的ADL低下、基本的ADL自立 | 7.0%未満 | 8.0%未満<br>(下限 7.0%) |
| カテゴリーⅢ | ①中等度以上の認知症<br>または<br>②基本的ADL低下<br>③多くの依存疾患や機能障害 | 8.0%未満 | 8.5%未満<br>(下限 7.0%) |

注1：
認知機能や基本的 ADL（着衣、移動、入浴、トイレの使用など）、手段的 ADL（IADL：買い物、食事の準備、服薬管理、金銭管理など）の評価に関しては、日本老年医学会のホームページ（ http://www.jpn-geriat-soc.or.jp/ ）を参照する。エンドオブライフの状態では、著しい高血糖を防止し、それに伴う脱水や急性合併症を予防する治療を優先する。

注2：
高齢者糖尿病においても、合併症予防のための目標は 7.0% 未満である。ただし、適切な食事療法や運動療法だけで達成可能な場合、または薬物療法の副作用なく達成可能な場合の目標を 6.0% 未満、治療の強化が難しい場合の目標を8.0%未満とする。下限を設けない。カテゴリーⅢに該当する状態で、多剤併用による有害作用が懸念される場合や、重篤な併存疾患を有し、社会的サポートが乏しい場合などには、8.5% 未満を目標とすることも許容される。

注3：
糖尿病罹病期間も考慮し、合併症発症・進展阻止が優先される場合には、重症低血糖を予防する対策を講じつつ、個々の高齢者ごとに個別の目標や下限を設定してもよい。65 歳未満からこれらの薬剤を用いて治療中であり、かつ血糖コントロール状態が図の目標や下限を下回る場合には、基本的に現状を維持するが、重症低血糖に十分注意する。グリニド薬は、種類・使用量・血糖値等を勘案し、重症低血糖が危惧されない薬剤に分類される場合もある。

糖尿病治療ガイド 2016-2017 より抜粋

ない結果をもたらすことがあります。若い人と同等の体力がある人は同じでもかまいませんが、そうでない場合は、老年医学会等が新しい基準を出していますので、医師とよく相談してください。あくまで、「自分の目標は何か」を知ることが大事なのです。参考までに血圧と脂質の目標を図5‐9に示しましたので、その違いを知っておきましょう。

血糖管理目標については第3章97ページに示しましたので、こちらも併せて参考にしてください。

## ✚ 高齢者はとくに注意したい低血糖

血糖のコントロールの方法が増え、つまり薬などの治療法が増えて高血糖を抑えるのが比較的難しくなくなってきた反面、低血糖になってしまうリスクも増えています。そのため現在では、低血糖に対しても注意を払って治療をすることが大切になってきました。

低血糖とは、実際の数値でいうと70mg／dℓ以下の状態です。おもに糖尿病の薬物治療（インスリン治療、経口薬治療）をしている人にみられる緊急の状態です。

ご存じのように、血糖、血液中のブドウ糖は生きていくのに欠かせないエネルギー源です。とくに脳の細胞はブドウ糖が不足すると、十分に機能しなくなります。ですから、身体には低血糖を防ぐようなしくみが備わっているのです。具体的にはグルカゴン、コルチゾール、アドレナリン、成長ホルモンといったホルモン（インスリン拮抗ホルモン）が分泌され、血糖を上げるようにはたらきます。

低血糖の症状としては、まず冷汗が出たり手足が震えだしたりするような「**交感神経症状**」があらわれます。これは上記のアドレナリンによる症状と考えられますが、いわば「血糖値が下がって来ている、危ないぞ」というアラート（警告）みたいなものでしょう。さらに血糖値が下がっていくと頭痛がしたり、集中力が低下したりするなど、**「中枢神経症状」**が出現します。まさに脳に栄養がいっていない、危険な状態であり、最悪の場合は昏睡状態に陥ってしまいます（図5-10参照）。

　高齢者の場合は、低血糖のこのような症状があらわれにくいことがあるので注意が必要です。また、低血糖症状が認知症のそれと誤って判断されてしまうこともあります。さらに、重症の低血糖が起こると、転倒・骨折や、認知症、心血管疾患の発症につながるといわれており、できるかぎり低血糖は避けなければいけません。

　低血糖の症状があらわれたり、数値が70mg／dℓ以下になった場合は、ブドウ糖10mgか糖を含む飲料水（150〜200mℓ）、あるいは砂糖20gをお湯に溶かすなどして摂取します。

　薬によっては低血糖を起こしやすかったりしますし、生活がいつもどおりでなかった場合、たとえば食事時間がずれたり食事量が足りなかったり、運動のしすぎで起こることがあります。低血糖を起こしやすい場合は医師と相談して、薬の種類や量、そしてどんなときに低血糖を起こしやすいのかを把握して対処するようにしてください。高血糖になってしまう場合のパターンを知るのと同じ要領です。

◎血糖値と低血糖症状　図5-10

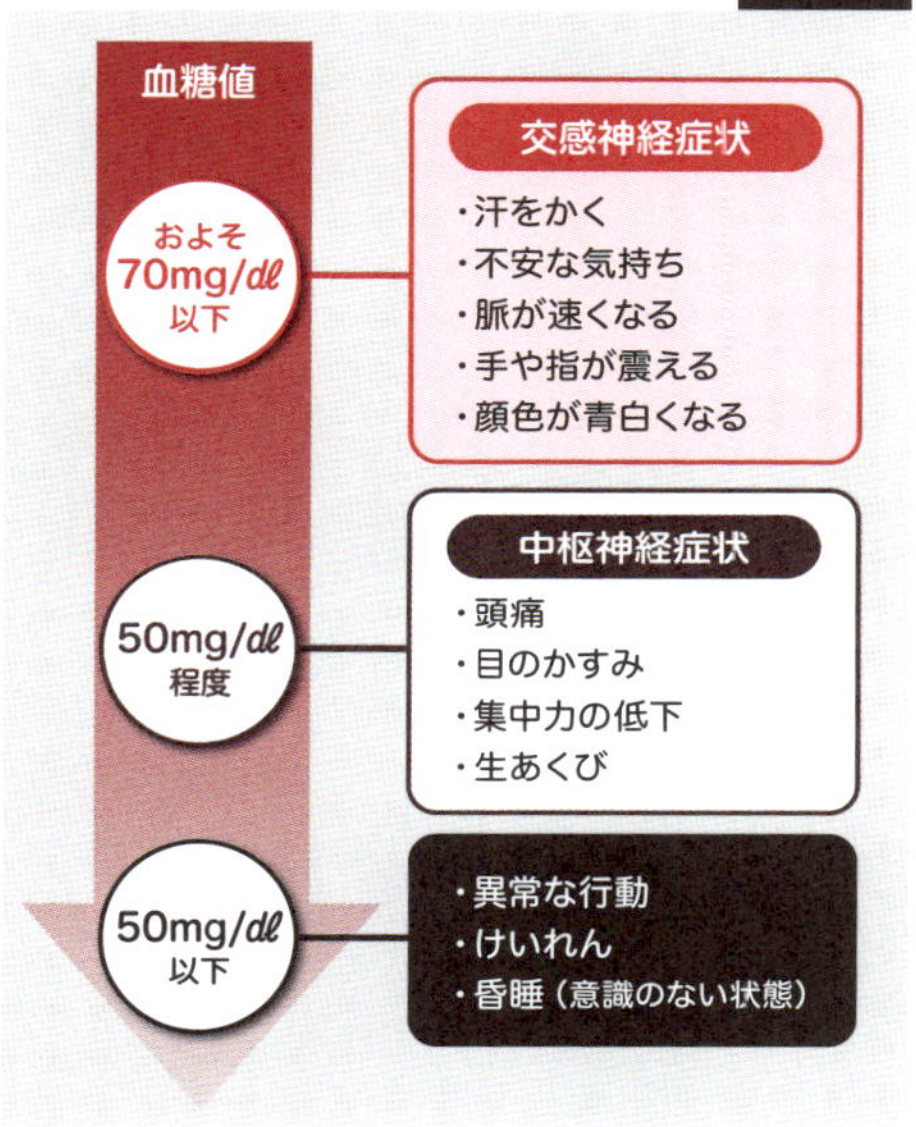

## 高齢者は薬も最小限に

**ポリファーマシー**という言葉をご存じでしょうか？　とくに高齢者で、多くの種類（5～6種類以上）の薬を飲んでいると、さまざまな問題が起きやすくなることをいいます。加齢とともに代謝が悪くなるので、薬が身体のなかに留まる時間が長くなり、効果が強く出たり、副作用が起きやすくなったりするのです。

第4章で述べたように、糖尿病の薬にもそれぞれ特有の副作用がありますが、それ以外にもたとえば睡眠導入剤や神経系に作用する薬などで、ふらつき・転倒や認知機能低下につながることもありますので、糖尿病の薬に限らず自分の飲んでいる薬が、何を目的として処方され、どんな副作用があるのかを必ず知っておいてください。主治医、あるいは処方箋薬局でも説明が受けられます。ちなみに、日本老年医学会からは「高齢者の安全な薬物療法ガイドライン」（2015）が発表されており、さまざまな注意点が指摘されています。

ただし、いくら種類が多いといっても、本当に必要な薬は続けなければいけません。自己判断で中止したり、勝手に飲み方を変えたりするのではなく、必ず主治医と相談してください。最近では合剤といって、2種類の薬が1つの錠剤に含まれているものもあります。また、第4章でも解説した週1回内服の薬（ウィークリー製剤）もあります。担当医と相談して、必要な種類と量の薬を使うよう心がけましょう。

## 自分で治すための糖尿病10カ条

最後になりますが、本書を通じて私が糖尿病患者さん、あるいは予備群のみなさん、そのご家族の方にお伝えしたいことは、次の10カ条にまとめることができます。

# 自分で治すための糖尿病10カ条

## ❶ 糖尿病の発症に関連するリスクがどれくらいあるかを知る

- □ 糖尿病になりやすい要因が自分にどれだけあるか、考えてみましょう。

## ❷ 20歳からこれまでの体重の変化を振り返る

- □ あなたは肥満（メタボ体型）？　やせ型？　治療して体重はどうなりましたか？

## ❸ 食生活の問題点を明らかにする

- □ 食生活チェック、あなたは何型？　何が改善できますか？

## ❹ 運動習慣について考える

- □ 運動習慣チェック、あなたの問題は？　どのくらい運動できますか？

## ❺ インスリン分泌能／抵抗性を知る

- □ インスリンはどのくらい出ているか？　インスリンの効きは？　主治医に尋ねてみましょう。

## ❻ 合併症について知る

- □ 三大合併症、動脈硬化の程度、その他の糖尿病合併症についてチェックしましょう。
- □ 糖尿病以外の病気があれば、その治療も含めて糖尿病と関連がないか、理解しましょう。

## ❼ 社会・家庭環境について考える

- □ あなたの仕事・日常生活は糖尿病の治療にどう影響しますか？
- □ 糖尿病の治療のために家族の協力や介護の支援が得られますか？

## ❽ 自己管理能力を見極める

- □ 食事の管理、血圧・血糖値の自己測定はできますか？
- □ 飲み薬はきちんと服用できますか？　インスリンの自己注射はできますか？
- □ 高齢者の場合、認知機能や日常生活動作はどの程度ですか？

## ❾ 医師から処方された薬について理解する

- □ 薬のはたらき・服用法・副作用はわかっていますか？　実際の効果はどうですか？

## ❿ 治療の効果を確認する

- □ 治療の目標（血糖値、血圧、脂質、体重など）はわかっていますか？
- □ 自分の目標を達成していますか？
- □ 達成していないとしたら、何が問題なのか、❶に戻って考え直してみましょう。

# あとがき

『ガリヴァー旅行記』（ジョナサン・スウィフト作）を大人になってから読んだのですが、ちょっと興味をそそられる内容がありましたので、ご紹介したいと思います。

「小人の国」や「巨人の国」で子供たちにはおなじみの物語ですが、ガリヴァーが訪れる数々の国のなかに日本が含まれていることは、意外と知られていないかもしれません。

日本訪問の前にガリヴァーは「ストラルドブルグ」という不死の人間の噂を耳にします。この人たちは不死ではあっても老化は進んでしまうので、いずれ体のさまざまな不調（老化現象）に苦しみ、悲惨な人生を送ることになる運命だというのです。

このときの話のなかに、「しかし日本では、こんな悪い条件であっても、少しでも死を先延ばしにしたい、長生きしたいと人々が望んでいる」というくだりが出てきます。

今から３００年近く前の、日本のことをろくに知らなかったはずの作者の創作とはいえ、まさに現在、超高齢化社会を迎えたわが国を暗示していたかのようで驚きました。

世界有数の長寿国であり、高齢化率もトップクラスのわが国に今求められていることは、健康寿命をいかに長く保つか、ということでしょう。

ストラルドブルグのように、いくら寿命が伸びても重い病気を抱えながら、あるいは認知力が低下してから長く生きていくことは、現代に生きるわたしたちの誰もが避けたいと思っていることです。

医療が発達した現代では、治せる病気が飛躍的に増えました。

しかしその反面、症状はあまりないものの治りにくく、継続的な治療を必要とする慢性病が増えています。

生活習慣病、とくに糖尿病は、まさにその典型と言えるでしょう。

そのため医療のあり方も、「病気を治す」という大前提はそのままに、「病気があっても健康に生きる」という考え方が大切になっています。

糖尿病の治療には、セルフマネジメント（自己管理）が重要な役割を占めています。

患者さん自身が実行しなければならないことをいかに実行していくかが、「病気があっても健康に生きる」治療の成否を決める大きな要因となっています。

つまり、糖尿病治療の主役は患者さんご自身です。

われわれ医師、医療者は、あくまでも主役である患者さんをサポートする役目です。

私が糖尿病専門医となることを決めたのは、それまではどんな病気でも「治すのは医師」であったのに対し、糖尿病は「患者さんを医療・生活の面からサポートし、病気があっても健康に生きるお手伝いをする」という医師のあり方に興味を持ったからです。

これまで多くの糖尿病患者さんと接してきて、私は、病気に対する考え方や取り組み方は人それぞれ、いろいろなケースがあることを実感しています。

糖尿病に興味津々の人／無関心の人、治療に強いこだわりをもつ人／いい加減な人、薬の好きな人／拒否反応を示す人、等々。

治療効果も、ものすごく努力しているけれども、とてもつらい思いを抱きつづけ、結果もよくない人もいれば、そんなに苦労せずにやるべきことを淡々とこなすだけで、見事に血糖をコントロールできている人もいます。

いずれにしても、その患者さんにとってもっとも有効で、効率よく、そして苦労なく実行できることがベストの治療です。医師、医療者はそれを見つけ、患者さんに実践してもらいながら、ともに良好な健康状態を維持していく、それが糖尿病治療の理想のかたちだと考えています。

現代の生活には、健康を害する数々の誘惑がひしめいています。

本来、身体にとって栄養価の高い、エネルギーの基本となる「よいもの」であったはずの栄養素が、今や身体に「悪いもの」として敵視されるようになりました。

糖質・炭水化物然り、動物性脂肪然り、です。

昔のキャラメルの広告文で「一粒300メートル」というものがありましたが、それは、一粒で300メートル走れるくらいの栄養を摂取できるという「よい」意味でした。

しかし今では、「一粒食べたら300メートル走って、カロリーを消費しないと！」というブラックジョークに聞こえかねない時代です。栄養価の高い食べ物を苦労せずに摂取でき、交通手段の発達等で動かなくても済むようになったわたしたちは、高カロリーの栄養素を避け、わざわざジムに通い、ジョギングをするようになりました。

第1章で紹介したデブスナネズミの話は、悩める現代の私たちの姿です。本能のままに、身体に適さない環境で生きていこうとすれば、生物は死に向うという教訓的な例かもしれません。

しかしそれでも、私たち人間がネズミと違うのは、問題を理解し、解決策を考え、実践することができるという点です。糖尿病を理解し、自分(患者さん)個人にとっての問題点の解決策を考え、日々実践していくことは、「健康に、長く生きる」ための努力であると言えるのではないでしょうか。

数値がよくなれば、それこそＨｂＡ1ｃが0・1％下がっただけでも、患者さんにとってはうれしいことだと思います。そして、医師をはじめ、その患者さんを担当している医療者も、やっぱりうれしく思います。医師である自分の成果だから喜んでいるわけではもちろんありませんし、自分のおかげだとも思っていません。それでも、患者さんが努力して得た成果は、医療の伴奏者として、素直にうれしいのです。

そんな医師が書いた本書を参考に、ご自身のための「オンリーワン治療」をぜひ見つけていただければ幸甚です。ご自身にとっての、ベストワンの健康法を実践されることを願っています。

2018年4月

関根信夫

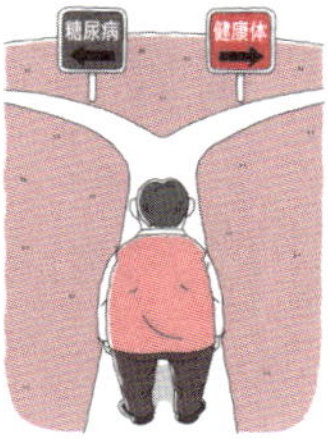


# 糖尿病患者《とうにょうびょうかんじゃ》が長《なが》生《い》きできる オンリーワン治療法《ちりょうほう》

著　者　関根信夫《せきねのぶお》

発行所　株式会社　二見書房
〒101-8405
東京都千代田区神田三崎町 2-18-11 堀内三崎町ビル
電話 03(3515)2311［営業］
03(3515)2313［編集］
振替 00170-4-2639

印刷所　株式会社　堀内印刷所

製本所　株式会社　村上製本所

編集協力　石井悦子《いしいえつこ》

イラスト　井川泰年《いかわやすとし》

ブックデザイン　河石真由美《かわいしまゆみ》（有限会社CHIP）

DTP組版・図版　有限会社CHIP

落丁・乱丁本は送料小社負担にてお取替えします。
定価はカバーに表示してあります。


ISBN978-4-576-18080-9
http://www.futami.co.jp